암, 이젠 치료할 수 있다

면역학 최첨단요법 '新수지상세포 암백신 치료'

암, 이젠 치료할 수 있다

아베 히로유키 지음 / 심영기 옮김

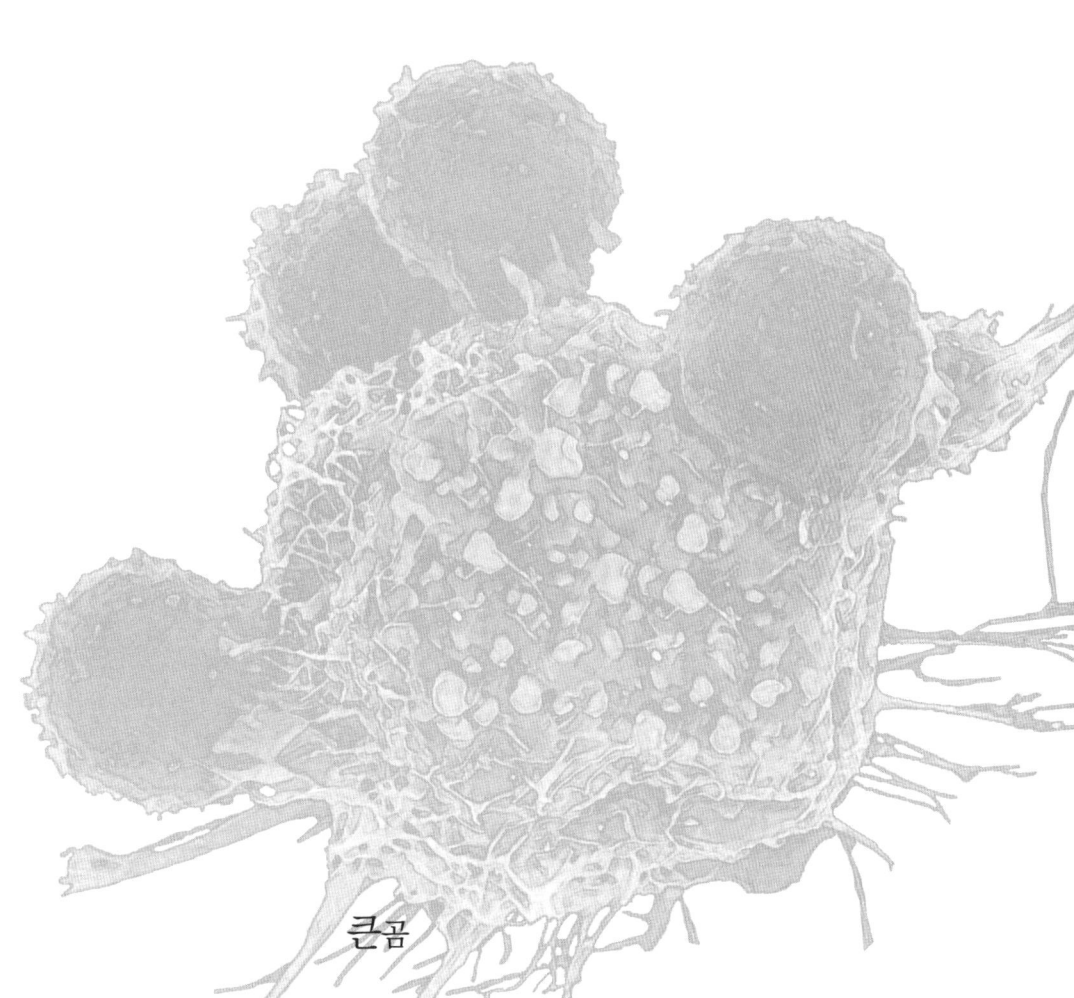

큰곰

추천사 _06
머리말 _08
들어가며 _10

I 기초편

01 면역치료로 암을 죽일 수 있을까? _12
02 자연-선천면역 'NK, NKT세포'의 특성, 안전성 _13
03 수지상세포란 무엇인가 - 발견의 역사 _22
04 암항원의 확인과 항원 제시 _25
05 교차제시란 _27
06 암백신의 역사 _29

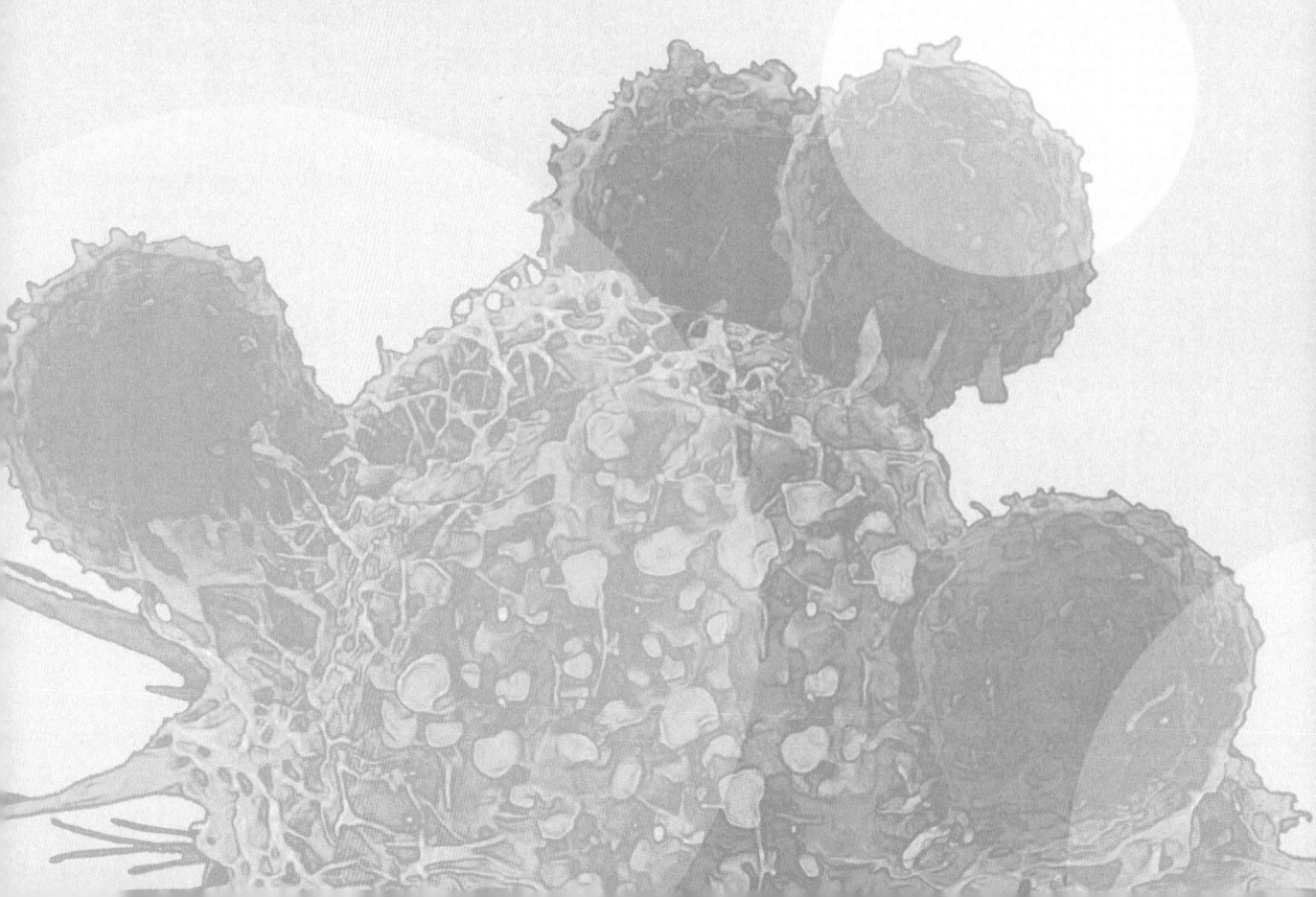

/ 차 례 /

II 임상편

01 암백신 치료를 위한 수지상세포를 만드는 방법과 배양과정 _34
02 세포배양을 위한 청정실의 기준 _37
03 수지상세포 암백신 요법을 적용할 수 있는 암 종류 _39
04 HLA검사와 인공항원 선택 _41
05 수지상세포 암백신 투여법 _43
06 수지상세포 암백신과 병용요법 _45
07 항암제와 병용할 때 주의사항 _46
08 치료효과 판정 기준과 유해사상 판정 기준 _49
09 암 유전자검사의 새로운 시도 _56
10 지금까지 면역치료요법의 성과 _66
11 장기별 수지상세포 암백신의 치료효과 _77
12 펩타이드 백신과의 상위(相違) _150
13 이후 전망 _151

맺음말 _152
용어설명 _153

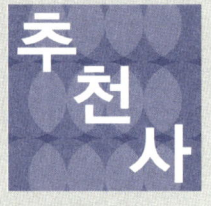

근대 면역학은 가히 폭발적이라고 해도 과언이 아닐 정도로 진보와 발전을 이루었다.

1973년 미국 랠프 슈타인만 교수가 수지상세포를 처음 보고했고, 1974년 스위스 롤퍼 칭커나겔 교수와 호주 피터 도허티 교수가 킬러T세포에서 '주조직 적합 복합체(Major Histocompatibility Complex·MHC)'의 메커니즘을 발견하였다. 1978년에는 슈타인만 교수가 수지상세포가 T세포 활성을 가진다는 사실을 밝혔으며, 1991년 분 교수 등이 사람의 T세포가 인식할 수 있는 암항원 MAGE-1를 발견함으로써 암 특이적 면역세포 치료법의 길을 열었다. 1996년 일본의 아카가와 키요코 박사가 단핵구에서 수지상세포를 유도한다는 연구 결과를 내놓았다. 같은 해 여러 학회에서는 T세포가 인식할 수 있는 암항원이 확인되었다. 이 책의 기초 편에서는 이러한 내용을 알기 쉽게 구체적으로 기술하였고, 임상 편에서는 빠르게 진보하는 면역학의 최첨단 치료인 수지상세포 암백신의 각종 암에 대한 실제 치료 방법과 치료 성과, 그리고 질환별 사례를 담았다. 이 책은 암치료 임상 현장의 제1선에서 활동하는 임상의사들에게 유용한 정보를 간결하게 정리했다.

저자들이 근무하는 구단병원은 일본에서 최초로 CPC(Cell Processing Center·세포처리센터)의 무균등급A(무균클레스 100)를 도입했으며, 일본 최고의 수지상세포 암백신 치료 사례를 갖고 있다. 안전성 기준이 높고 비용이 많이 들어 무균클레스 100를 갖춘 CPC를 설치, 유지할 수 있는 기관은 거의 없기 때문에 선구자에게 박수를 보내고 싶다.

아베 히로유키 박사가 주장하는 신(新)수지상세포 암백신과 NK세포 요법을 병용하는 하이브리드 요법은 이상적인 상호작용을 활성화시킴과 동시에 MHC클래스 I 발현량에 관계없이 암을 공격할 수 있는 강력한 면역요법이다. 부작용 측면에서 보더라도 하이브리드요법은 가벼운 미열 정도에 그쳐 면역력을 떨어뜨리는 화학요법과는 달리 환자의 신체적 부담이 적다. 이 같은 병원에서 발표한 치료성과는 상당히 의미가 있다.

앞으로 어떻게 면역치료를 해야 백신의 효과가 좋을지, 화학요법과의 병용치료는 어느 정도 가능할지 추가 검토가 필요하겠지만 치료 사례가 쌓이고 의료보험이 적용된다면 암 치료의 선택 폭이 넓어질 것이다. 또 이미 한계를 보이는 항암제 개발의 대안으로 백신 개발 바람이 빠르게 시작될 것으로 기대한다.

저자의 수고에 깊은 감사를 드리며 이 책이 많은 연구자와 임상가들에게 현대 면역학의 이정표가 되어 좋은 연구결과로 이어지길 기대한다.

오쿠무라 코우
준텐도대학 의과대학 면역학과 교수

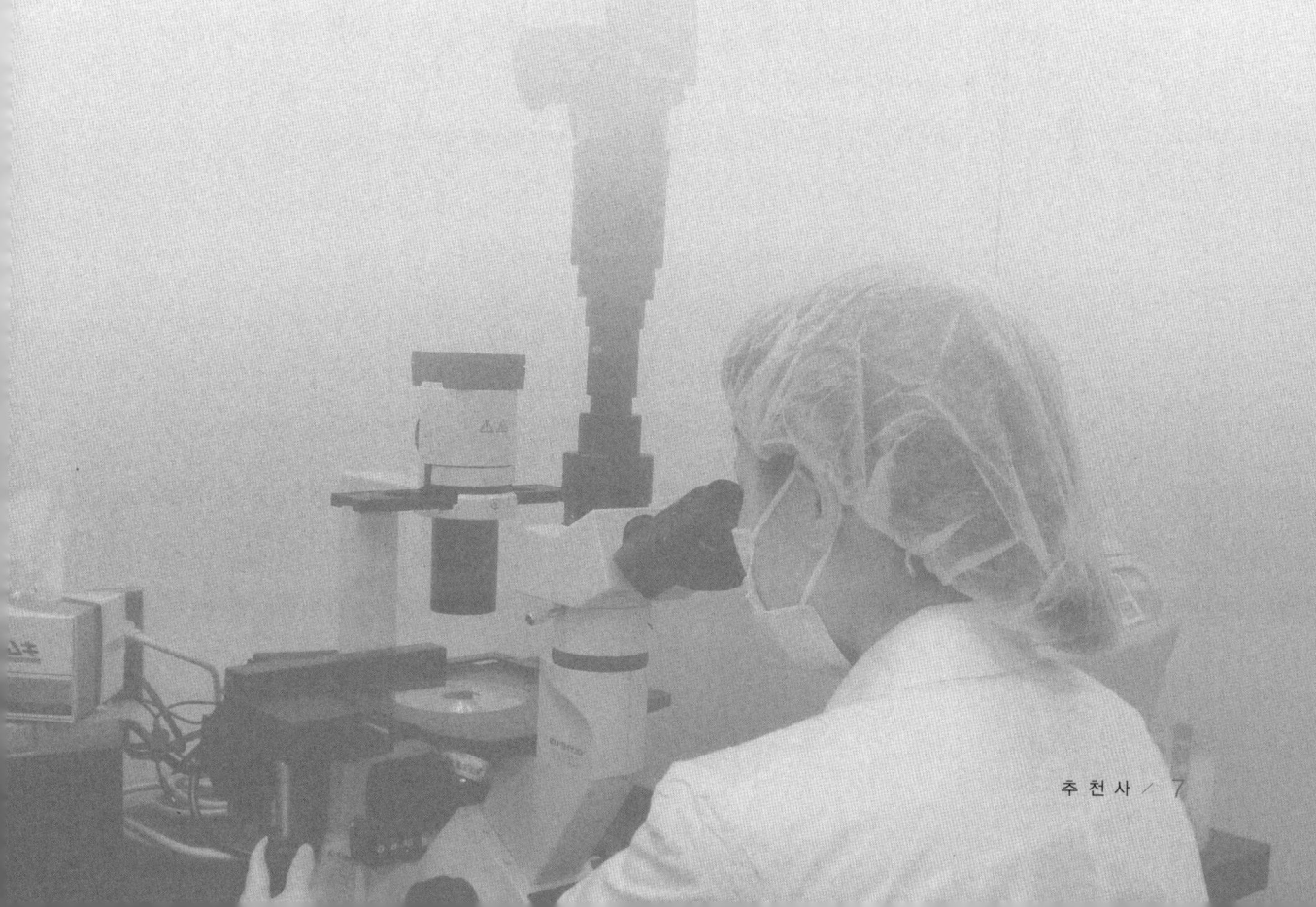

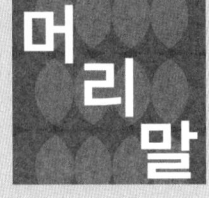
머리말

최근의 수지상세포 백신이 얼마나 눈부신 발전을 거듭했는지 보여 주는 '2010 국제수지상세포학회'가 2010년 9월 26일부터 5일 동안 남부 스위스의 루가노시에서 열렸다. 수지상세포의 기초부터 임상까지 최신 정보가 발표되었으며 총회 12회, 포럼 6회, 워크숍 2회로 진행되었다. 포스터 섹션은 저자가 발표한 '종양과 면역치료' 섹션을 포함해 6섹션 467회로 구성된 대규모 학술모임이었다.

특히 강한 인상을 남겼던 것은 '국제 수지상세포와 백신 학회' 창설자인 슈타인만 교수(미국 록펠러대학)의 강연이었다. 그는 강연에서 역설했다.

"인간이나 동물을 상대로 한 백신 연구가 아직 미미함에도 불구하고 우리는 모노크로날 항체, 미생물의 게놈, 특정단백, 항CD3항체를 사용하는 다(多)클론성 항체 접목법 등 다양한 방법을 보유해 왔다. 면역을 일으키는 백신은 상당한 발전을 이루었지만 여기서 한 발 더 나아가 항원특이적 방법을 통한 다양한 백신 개발에 힘을 쏟아 놀라운 과학적 성과를 얻어내자. AIDS와 다른 질병의 예방·치료에도 수지상세포에 항원을 추가한 백신이 개발될 가능성이 보이기 시작했다. 이를 실현하려면 항원을 만들기 위한 수지상세포 수용체, 배양 공정, 수지상세포의 성숙 자극 등에 관한 연구가 필요하다. 백신의 발견과 창조를 위해 앞으로 전진하자."

지금까지 수지상세포(DC)를 이용한 백신의 연구는 다음과 같다.

1. 멜리프와 판데르 버그(Melief and van der Burg)의 인유두종 바이러스(HPV) 감염을 위한 면역치료
2. 우르달(Urdahl)의 전립선암을 위한 수지상세포백신
3. 드 브리즈(De Vries)의 플라즈마 세포 모양 수지상세포백신
4. 에르드만(Erdmann)의 암항원성 펩타이드를 추가시킨 수지상세포
5. 반데로(Bandereau)의 체내, 체외의 표적 수지상세포
6. 세데르(Seder)의 TLR 7을 표적으로 하는 단백백신
7. 폰 보메르(Von Boehmer)의 수지상세포를 사이에 둔 Treg백신

여기에서 우리는 수지상세포백신의 개발이 다양하게 진행되고 있음을 알 수 있다. 슈타인만 교수는 다음과 같이 말하며 연설을 마무리했다.

"T세포의 기능을 이용한 백신은 AIDS와 말라리아, 결핵을 포함한 감염증, 암, 자가면역질환과 만성 염증, 알레르기, 천식 등 다양한 질환에 필요하다. B세포로부터 모노크롬 항체는 관절염에 대한 항 종양괴사인자 항체와 같이 이미 주류가 되고 있다. 앞서 언급했듯이 수지상세포를 타깃으로 단백을 추가한 백신 같은 새로운 시도가 필요하다. 단백질 및 장쇄펩타이드(long chain peptide) 백신은 매체(媒体)의 면역을 끌어내지 않고 항원의 부작용도 일으키지 않는다. 동시에 제조 비용이 저렴하고 간단하지만 면역력이 떨어진다는 단점이 있다. 아직 암 연구에서 백신이 차지하는 부분은 미미하지만, 백신 치료는 암 치료에 있어서 논리적인 접근이다. 그것은 면역에 대치하는 독특한 특징이 있다. 즉, 1. 복수의 면역기능(B, NK, 서로 다른 타입의 T세포)을 갖고 2. 많은 암세포의 표적(항원)을 동시에 공격하며 3. 이 면역은 특이하게 무해성이고 영구적이다. 암에 대해서도 이것에 필적할 만한 접근방법은 없다."

'2010 수지상세포학회'에서 보여 준 백신과학 포럼의 방대한 연구 자료는 이 책에서 논하는 신수지상세포백신과 NK세포요법의 병용, 즉 하이브리드 면역세포요법이 암치료의 나아가야 할 방향이라고 하는 주장을 뒷받침하고 있어 크게 용기가 솟는다.

이 책이 임상 현장에서 일하는 많은 사람들에게 읽혀져 신수지상세포백신이 암환자의 치료에 공헌하는 하나의 방법이 되었으면 좋겠다.

아베 히로유키
남부 스위스 루가노에서

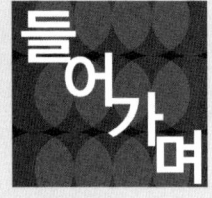

최근 면역학의 진보와 세포공학의 비약적 발전에 힘입어 암면역치료법에 대한 기대가 급격히 높아지고 있다. 암면역요법은 1890년대 '콜리의 독소(Coley's toxin)'에서 시작해 자기와 비자기의 개념이 확립됨에 따라 다양하게 행해져 왔다. 기초와 임상실험의 기대가 높아지는 한편 기대 이하이라는 인식도 널리 퍼져 면역요법의 기대가 시들해지고 있었다. 1991년 분 교수가 사람의 T세포가 인식할 수 있는 암항원 MAGE-1을 발견한 것은 암특이적 면역세포요법의 기초가 되는 첫걸음이었다. 그 뒤 암항원 보고가 잇달아 사람의 T세포가 인식할 수 있는 항원결정부가 확인되었다. 1990년대 후반에는 최강의 전문적인 항원제시세포로서 수지상세포의 기능이 서서히 밝혀지고, 일본의 아카가와 키요코 박사 등에 의해 말초혈액단핵구에서 수지상세포를 분화하여 실험실에서 대량으로 만들 수 있게 됨에 따라 수지상세포요법이 본격적으로 이뤄지게 되었다. 부작용은 가벼운 발열에 그칠 정도로 안전성이 높아 앞으로 더 많은 연구가 진행될 것으로 보인다.

저자의 병원에서는 암항원 중에서도 높은 빈도로 발현되고 있는 WT-1과 MUC-1 등을 이용한 신수지상세포요법을 행하고 있으며, 많은 고형암에 40% 전후의 주효율과 70% 정도의 유효율 성과를 올리고 있다.

이 책으로 인해 수지상세포요법의 기초와 임상에 대해 더 많은 의사와 연구자들이 흥미를 갖고 앞으로 극복 과제를 같이 논의한다면 저자로서는 더없는 영광이겠다.

I

기초편

01 면역치료로 암을 죽일 수 있을까?
02 자연-선천면역 'NK, NKT세포'의 특성, 안전성
03 수지상세포란 무엇인가 - 발견의 역사
04 암항원의 확인과 항원 제시
05 교차제시란
06 암백신의 역사

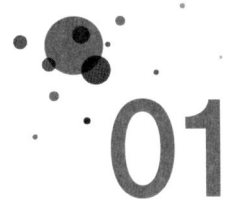

01 면역치료로 암을 죽일 수 있을까?

설령 소고기를 덜 익혀 먹어도 사람은 세균에 쉽게 감염되지 않는다. 이것은 위산이 많은 균을 죽이기 때문이기도 하지만, 소장에 있는 수지상세포가 몸 밖에서 들어온 이종항원을 가진 세포를 죽이기 때문이다. 게다가 세균이 그곳을 용케 빠져나가 문맥을 통해 간에 도달해도 쿠퍼세포와 NK세포에 의해 세균이 침투하지 못한다.

백신으로 암을 퇴치하려면 다음의 조건이 필요하다.
- 암에 특이적으로 나타나고, 정상조직에는 대부분 나타나지 않는 항원(암항원)의 발견
- 태생기를 포함해서 암이 발생하기까지 나타나지 않던 항원의 발견
- 암 줄기세포에 나타나는 항원의 발견
- 수지상세포가 T세포에 항원을 제시할 수 있는 것
- 이상의 항원이 암세포 표면에 충분히 나타날 것
- 면역도피를 조절하는 것

또한 전신상태가 유지되어 면역치료에 적합할 것

실은 위의 조건들을 거의 만족시키는 항원이 발견돼 있어 우리 병원에서는 임상치료 현장에 사용하고 있다. 그 결과, 대부분의 고형암에서 주효율 40%, 유효율 70% 정도의 성적을 올리고 있다. 지금보다 더 많은 수지상세포를 얻을 수 있는 배양법을 찾아낸다면 한층 더 좋은 결과를 기대할 수 있을 것이다.

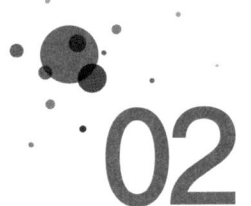

02 자연선천면역 NK, NKT 세포의 특성, 안전성

　NK(Natural Killer)세포와 NKT(Natural Killer T)세포는 T세포 및 B세포와는 달리 특이적 항원 인식기구와는 관계없이 항종양 활성, 바이러스 감염 저항성, 이식 거부반응 등을 일으키는 중요한 역할을 맡고 있다. 특히 항원 특이적 수용체에 반응하는 T세포와 B세포는 다양한 항원에 특이적으로 반응하는 일이 가능한 반면 항원 특이적 복제(clone)와 증식이 필요하기 때문에 면역반응에 시간이 걸린다.

　한편 NK세포와 NKT세포는 특이적 항원 인식기구에 의존하지 않고 비특이적 수용체에 의해 표적세포를 인식하기 때문에 HLA에 구속되지 않고 항종양 면역반응을 일으킨다. 이와 같이 T세포와 B세포에 의한 면역반응을 획득면역이라고 부르고, 이에 반해 NK세포와 NKT세포 그리고 마크로파지 등에 의한 비특이적 면역반응은 원래 생체가 가지고 있는 면역기구라는 의미에서 자연면역이라고 부른다.

　NK세포와 NKT세포의 경우 비특이적 항원 인식기구가 억제와 활성의 균형 위에 자기 반응성을 조절하고 있다. 또 NK세포와 NKT세포는 여러 가지 비슷한 특징을 가지고 있어 혼동하기 쉽지만 사이토카인 생산성과 항원 인식기구 등이 완전히 달라 각각 전혀 다른 기능을 담당하고 있다. 이번 장에서는 주로 NK세포와 NKT세포의 표적세포 인식기구 및 그 기능에 대해 설명한다.

　NK세포는 비장, 골수, 간에서 나타나고 NKT세포는 비장, 골수, 간과 흉선에서도 볼 수 있다. NK세포는 주로 골수에서 분화한다고 여겨지며, NKT세포는 보통 T세포와 같이 흉선에서 분화해 그 일부가 NKT세포가 된다는 설과 보통 세포와는 전혀 다른 흉선이 아닌 다른 조직에서 분화된다는 설이 있다.[1]

NK세포는 몇 개로 나뉜다.[2] NK세포의 항종양 효과에는 세포사멸 유도분자(TRAIL), 퍼포린(perforin), 그랜자임(granzyme), 인터페론-감마(IFN-γ)가 관여하고 있다. 사람의 NK세포는 CD56의 발현에 의해 CD56bright와 CD56dim 두 가지로 나뉜다. 혈중에 존재하는 NK세포의 약 90%를 차지하는 것은 FCγRIII(CD 16)이 강양성 CD56dim의 서브세트로 퍼포린, 그랜자임, Fas항원에 의한 항종양 활성이 강하며 사이토카인 생성은 약하게 한다. 한편 CD56bright는 NK세포의 약 10%로 항종양 활성은 낮고 IFN-γ 생산성은 높다.

NK세포는 비특이적으로 종양세포와 바이러스 감염세포를 인식하지만 여기에는 복잡한 인식기구가 관여하고 있다. 특히 NK세포는 바이러스 감염세포와 종양세포 등의 MHC(주조직적합성복합체)의 발현이 저하된 세포에 강한 세포상해성을 나타낸다. 실험에서도 MHC 결손 쥐의 골수세포를 같은 계열의 정상 쥐에 이식하면 쉽게 거부되고 NK세포를 제거하면 이와 같은 거부반응이 나타나지 않는 것에서 MHC가 NK세포에 의한 세포상해성에 억제 기능을 하고 있다고 생각된다. 그 메커니즘은 MHC가 NK세포의 활성화수용체의 배위자(ligand)를 덮어 숨겨 버린다는 설과 MHC가 NK세포의 억제성수용체에 인식되는 것은 아닐까라는 설이 주장되고 있지만 쥐의 NK세포에 나타나는 Ly49가 H2-D 등의 MHC클래스 I 항원을 인식하는 억제성수용체인 것으로 판명되어 후자의 설이 옳다는 것이 명확해졌다. 그 뒤 쥐뿐만 아니라 사람의 NK세포 억제성수용체인 KIR와 CD94/NKG2 수용체가 확인되어 NK세포의 활성화 제어에 억제성수용체가 중요한 기능을 맡고 있는 것이 확실해졌다.[3]

한편 NK세포는 억제성수용체의 배위자를 나타내지 않는 세포를 인식해 활성화하는 것에서 종양세포 등에 대한 비특이적 활성화수용체를 나타내고 있다고 생각된다. 이 같이 NK세포의 활성화에는 억제성수용체와 활성화수용체의 균형이 중요한 기능을 담당하고 있다.

(1) NK세포의 억제성수용체

사람의 NK세포 억제성수용체에는 Killer Inhibitory Receptors(KIR)와 막관통 단백질(transmembrane protine)로 크게 분류되며, 두 개의 이뮤노글로블린(Ig) 구조를 가진 것과 세 개의 이뮤노글로블린 구조를 가진 것으로 구별된다. 두 개의 이뮤노글로블린구조를 가진 것에는 KIR2DL1, KIR2DL2, KIR2DL3, KIR2DL4가 있고 사람의 MHC클래스 I 분자인

HLA-C를 인식한다.

한편 세 개의 이뮤노글로블린 구조를 가진 것에는 KIR3DL1과 KIR3DL2가 있고 특정한 HLA-B를 인식한다.

쥐의 대표적인 억제성수용체인 Ly49도 KIR과 같이 주로 MHC클래스 I 분자의 H2-D를 인식하지만 쥐의 종 사이에도 아미노산 배열이 미묘하게 달라 배위자에 대한 친화성도 달라진다. CD94/NKG2A는 HLA-E라는 특수한 MHC분자를 인식하는 억제성수용체이다. KIR이 표적세포인 배위자 MHC 클래스 I 과 결합하면 NK세포에 의한 세포상해는 억제된다.

이처럼 NK세포는 다양한 억제성수용체를 나타냄으로써 자기세포에 대한 반응을 제어하고 있다.

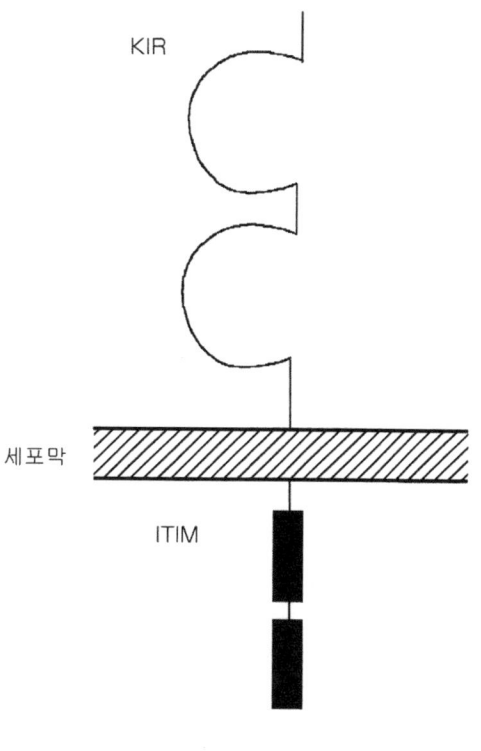

■ 그림1 NK세포 억제수용체 ■

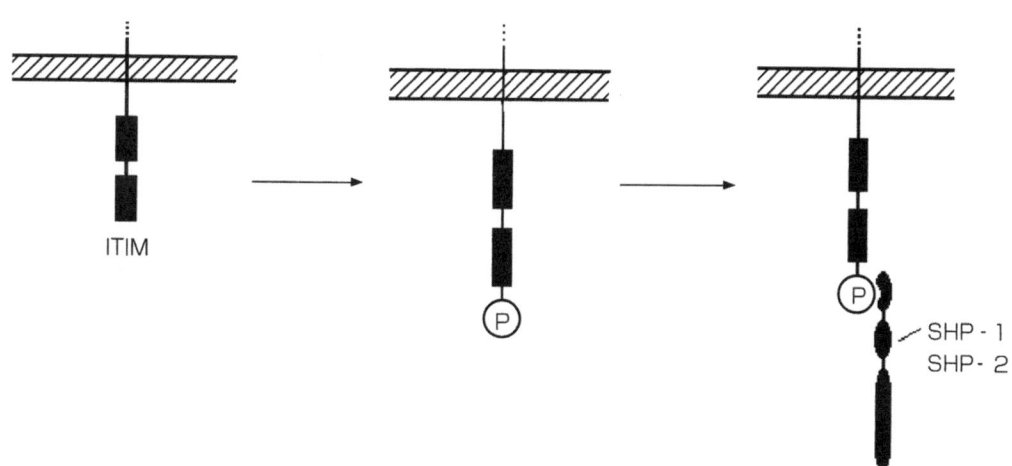

■ 그림2 NK세포 억제수용체는 ITIM에 SHP-1 인산화효소가 결합함으로써 탈인산화에 의해 억제하고 있다 ■

억제수용체의 세포 내에는 ITIM (immunoreceptor tyrosine-based inhibitory motif) 이라 불리는 I/V/LxYxxL/V 배열이 있다(그림1). 그 부위에 SHP-1 인산화효소가 결합되면 활성화수용체로부터 단백질분자의 인산화 등에 의한 신호전달이 탈인산화에 의해 억제된다 (그림2). 일반적으로 억제성 신호는 활성화 신호보다 강하고 쌍방의 신호 존재하에서는 억제성수용체보다 신호가 우위에 있다. 결국 활성화수용체 배위자를 나타내고 있는 세포에서도 MHC클래스 I 의 발현이 높고 억제성수용체에 인식될 경우에도 NK세포에 해를 입지 않는다.

(2) NK세포의 활성화수용체

활성화 신호는 NK세포 표면에 있는 활성화수용체가 표적세포막 위에 나타나고 있는 배위자를 인식하는 것으로부터 시작된다. NK세포의 활성화수용체에는 NKG2, KAR(killer activation receptor)와 NCR 등이 있다.[6]

활성화수용체의 세포 내에는 ITAM (immunoreceptor tyrosine-based activation motif)이라 불리는 YxxLx(6-8) YxxL의 배열이 있다(그림3). DAP12, CD3 ξ, FCR γ 등의 회합분자가 ITAM을 가져 아답터 단백으로 결합하고 CD3 ξ, FCR γ 는 활성화수용체인 NKp30, NKp46과 회합하고 DAP12는 NKp30과 회합한다. 그 밖의 활성화수용체에는 PI3 키나아제 결합능이 있는 DAP10과 합치는 것, 수용체 자체

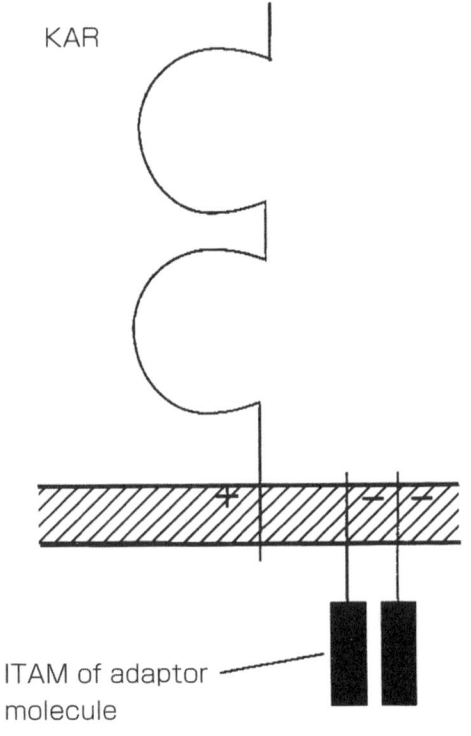

■ 그림3 NK세포 활성화 수용체 ■

에 키나아제 등의 신호전달 분자가 회합해 활성화 신호를 전달하는 것으로 크게 나뉘지만 활성화수용체의 대부분은 아직 배위자가 불분명하다. 한편 종양세포 중에는 DNAM-1 배위자와 NKG2D 배위자와 같이 NK세포를 활성화하는 배위자를 발현시키는 것으로 알려져 있다.[7]

(3) NKT세포의 종양인식기구

NKT세포는 NK세포와 상당히 닮았지만 특수한 T세포수용체를 나타내고 있어 상위성이 있다(그림4, 표1). NKT세포는 Th1, Th2 양쪽을 활성화한다.[8] 사람에게는 간, 비장, 골수에 주로 분포하고 몇 개의 버금가는 집단이 있다. 자주 해석되는 것은 CD1d 구속성에서 T세포 수용체의 α쇄에 가변성이 없는 invariant쇄를 나타내는 iNKT세포다. Vα 24TCR이 나타

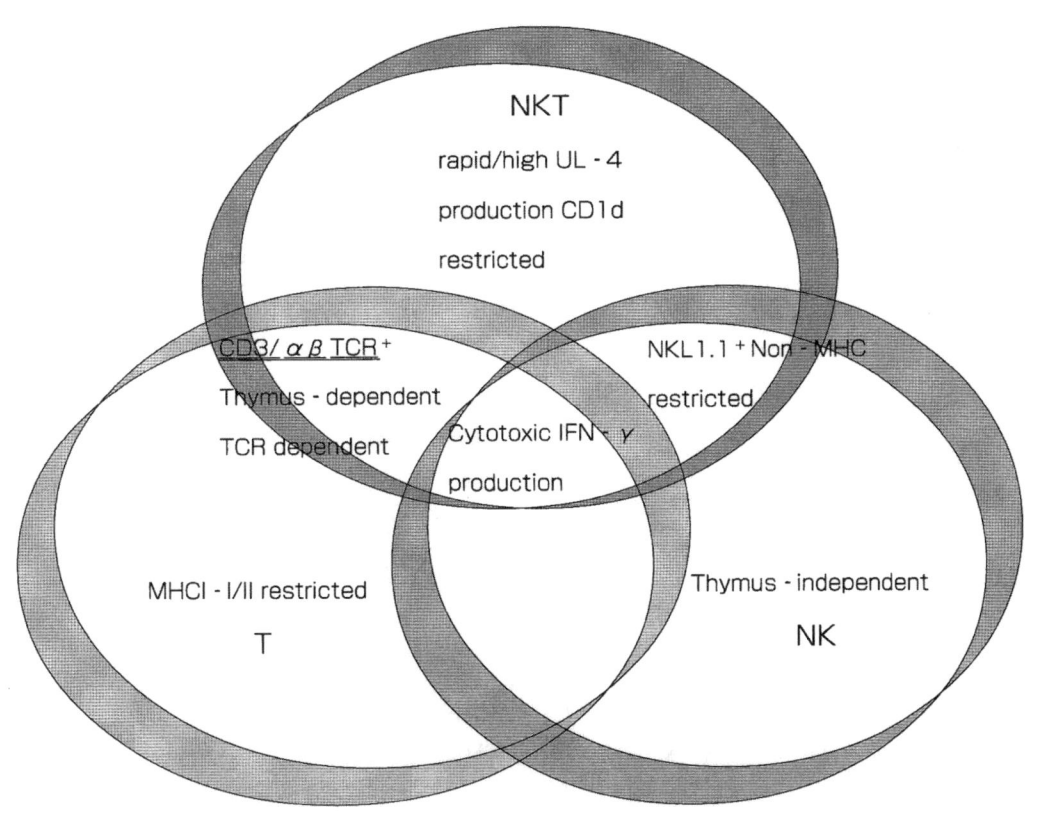

■ 그림4 NKT, NK, T세포의 기능적 분류 ■

나 CD1d분자를 인식하고 NK세포와 T세포의 양쪽 마커를 나타내고 있다. iNKT세포의 활성화에 의해, 퍼포린과 그랜자임이 직접 MHC 비구속성에 항종양효과를 나타낼 경우와 iNKT세포에 의해 생성되는 IFN-γ와 항원제시세포로부터 생성되는 IL-12, IL-18 등에 의해 간접적으로 NK세포를 활성화하는 경우가 있다.[9] 항종양능의 관점에서는 α-글리코실세라미드(α-GalCer)와 그 유도체인 α-C-GalCer를 배위자로 하는 경우가 강력하다.

■ 표1 마우스에 의한 NKT, NK, T세포의 다양성 ■

Feature	Classical NKT cells TCR α/β	Nonclassical NKT cells TCR α/β	Nonclassical NKT cells TCR γ/δ	Conventional T cell TCR α/β	NK cells
CD4 - CD8	CD4 or DN	CD8	DN or CD8	CD4 or CD8	DN
TCRV α 14 (α - GalCer reactivity)	+	−	−	−	NA
TCRV β	8, 7, 2	All	NA	All	NA
Restriction element	CD1d	Classical MHC class I ?		Classical MHC class (CD8) ? MHC class II (CD4)	
Cytokine[a]	Type I and type II	Type I	Type I	Type I or type II (CD4) Type I (CD8)	Type I
Activation Marker (CD69, CD44)	+	+	+	− / +	+
Thymus dependency	Dependent	Dependent	Dependent (independent)	Dependent	Independent

DN : double negative (CD4 - CD8 -), NA : not applicable, TCR : T - cell receptor.
[a]Type I : interferon - γ, type II : interleukin - 4.

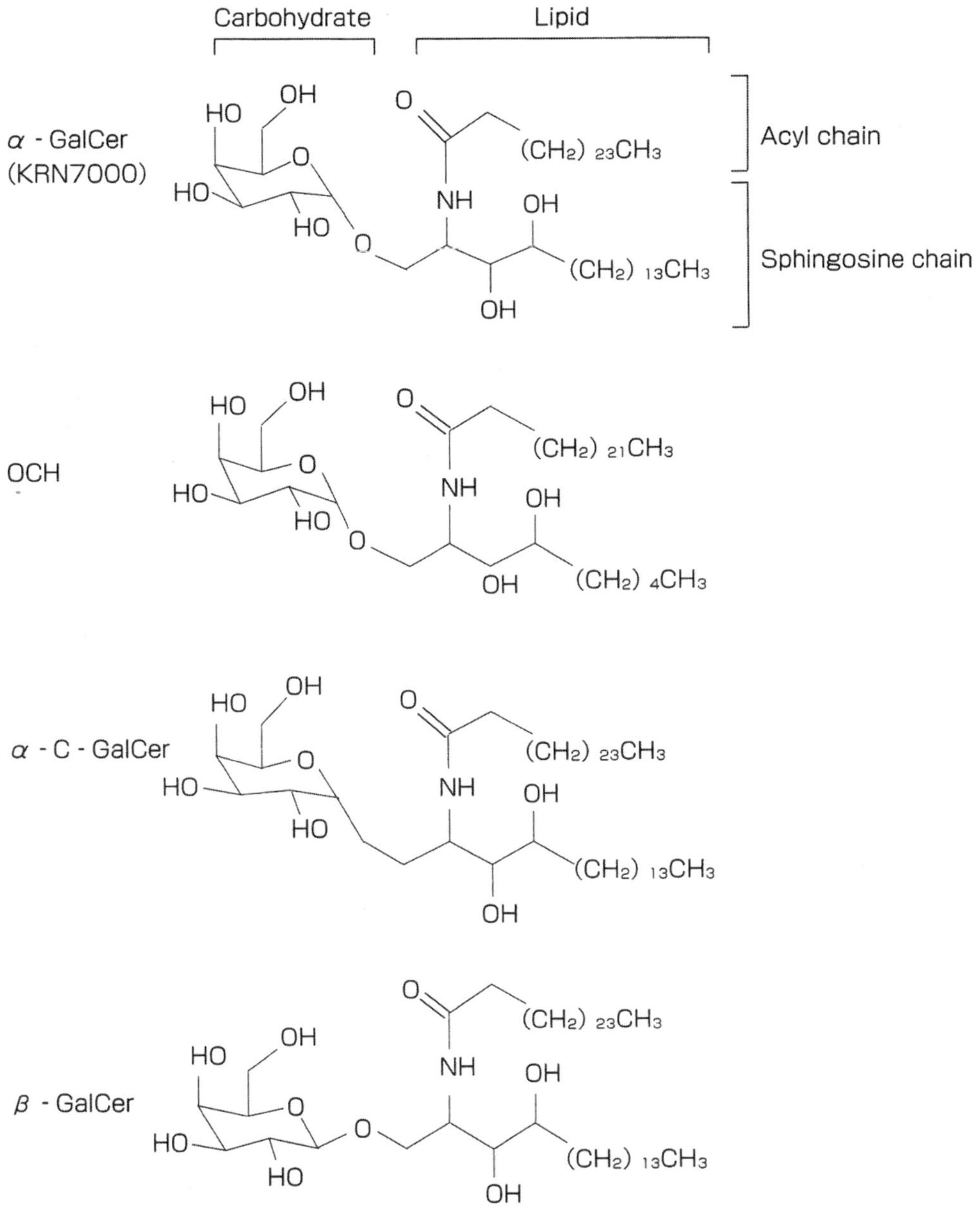

■ 그림5 α - Glycosylceramide(α - GalCer)와 그 유도체 α - C - GalCer의 구조식 ■

Reference

1) MacDonald HR : Development and selection of NKT cells. Curr Opin Immunol 14 : 250-254, 2002.

2) Vivier E, Tomasello E, Baratin M, Walzer T, Ugolini S : Functions of natural killer cells. Nat Immunol 9 : 503-510, 2008.

3) Lanier LL : Up on the tightrope : natural killer cell activation and inhibition. Nat Immunol 9 : 495-502, 2008.

4) Burshtyn DN, Scharenberg AM, Wagtmann N, Rajagopalan S, Berrada K, Yi T, Kinet JP, Long EO : Recruitment of tyrosine phosphatase HCP by the killer cell inhibitor receptor. Immunity 4 : 77-85, 1996.

5) Lanier LL : NK cell receptors. Annu Rev Immunol 16 : 35-393, 1998.

6) Vyas YM, Mehta KM, Morgan M, Maniar H, Butros L, Jung S, Burkhardt JK, Dupont B : Spatial organization of signal transduction molecules in the NK cell immune synapses during MHC class I-regulated noncytolytic and cytolytic interactions. J Immunol 15 ; G167 : 4358-4367, 2001.

7) Shibuya A, Campbell D, Hannum C, Yssel H, Franz - Bacon K, McClanahan T, Kitamura T, Nicholl J, Sutherland GR, Lanier LL, Phillips JH DNAM -1, a novel adhesion molecule involved in the cytolytic function of T lymphocytes. Immunity 4 : 573-581, 1996.

8) Gumperz JE, Miyake S, Yamamura T, Brenner MB : Functionally distinct subsets or CD1d-restricted natural killer T cells revealed by CD1d tetramer staining. J Exp Med. 4 ; 195 : 625-636, 2002.

9) Fujn S, Smmizu K, Kronenberg M, Steinman RM : Prolonged IFN-gamma-producing NKT response induced with alpha-galactosylceramide-loaded DCs. Nat Immunol 3 : 867-874, 2002.

10) KawanoT, CuiJ, Koezuka Y, Toura I, Kaneko Y, Motoki K, UenoH, Nakagawa

R, Sato H, Kondo E, Koseki H, Taniguchi M : CDld-restricted and TCR-mediactivation of valphal4 NKT cells by glycosylceramides. Science 28 ; 278 : 1626-1629, 1997.

11) Fujii S, Shimizu K, Hemmi H, Fukui M, Bonito AJ, Chen G, Franck RW, Tsuji M, Steinman RM : Glycolipid alpha-C-galactosylceramide is a distinct inducer of dendritic cell function during innate and adaptive immune responses of mice. Proc Natl Acad Sci USA 25 ; 103 : 11252-11257, 2006.

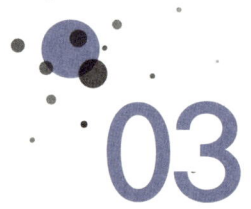

03 수지상세포란 무엇인가
발견의 역사

    수지상세포는 골수 중의 미숙한 전구세포로부터 분화된 백혈구의 일종으로 말초조직에서 나뭇가지 모양으로 여러 가닥으로 뻗은 돌기 모양에서 명명되었다(그림6, 7). 수지상세포는 혈류에 의해 운반되어 몸속의 모든 조직과 기관에 분포하고 있다. 확인된 장소에 따라 다른 이름이 붙여진다. 예를 들면 표피의 세포는 랑겔한스세포, 흉선의 수질와 림프절의 부피질세포는 상호연결성감입세포, 수입림프관 내의 세포는 벨세포, 근육 내의 세포는 간질세포 등이다. 현재 수지상세포로 알려진 세포 중 최초로 발견된 것은 1868년 독일의 파울 랑게르한스가 표피에서 발견한 랑겔한스세포이다. 이 세포는 신경세포에서 볼 수 있는 여러 가닥으로 갈라진 돌기를 갖고 있어 당시에는 신경세포의 일종이라고 여겨졌다. 러시아의 연구자인 메치니코프는 마크로파지를 발견하고, 1882년에는 체내에 침입한 세균과 이물질을 퇴치하는 것에 관련되어 있는 것을 밝혔다. 이 연구로 메치니코프는 1908년 파울 에를리히와 함께 노벨생리의학상을 수상했지만 랑겔한스세포에 대해서는 오랫동안 해명하지 못했다. 그러다 1970년 마침내 월드맨 교수가 임파절 부피절 질심부에 상호연결성감입세포를 확인했다. 본격적인 연구로는 1973년 미국의 랠프 슈타인만 교수가 비장에서 마크로파지와는 다른 수지상돌기를 가진 새로운 세포로서 수지상세포를 확인해 발표했다. 이어 1974년 흉선에서 상호연결성감입세포를, 1978년에 수입림프관의 벨세포를, 1980년에 결합조직 안에 간질성 수지상세포를, 1982년에는 모든 세포가 골수의 전구세포에서 유래하는 것을 확인했다. 1982년에 일본 림프망내계학회에서 나뭇가지 모양의 돌기를 가진 이들 세포에 상관관계를 인정해 수지상세포군의 세포로 인정하자는 주장이 나왔다. 당시 수지상세포는 마크로파지와는 다른 세포집단이라고 여기고 있었다.

    그 뒤 1985년에 표피의 랑겔한스세포는 배양 과정에서 MHC분자의 발현을 높여 미숙에서 성숙으로 분화하면서 강력한 T세포를 활성화하는 능력을 가지고 있다는 사실이 발견되었다. 1989년에는 미숙한 랑겔한스세포가 항원제시세포의 기능을 가지고 성숙으로 분화하는 과정에서 MHC클래스II 분자의 발현을 증가시키는 것이 밝혀져 케모카인 수용체의 발현에 의해 수지상세포가 말초조직으로부터 소속 림프관으로 이동하는 것이 명백해

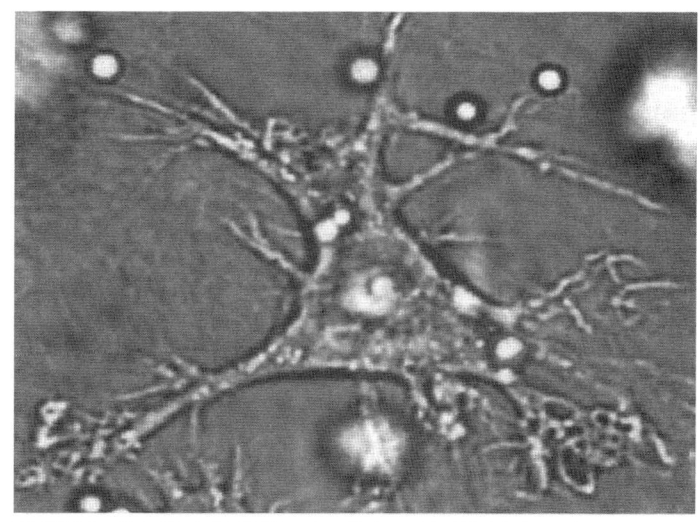

■ 그림6 성숙한 수지상세포 ■ 다수의 돌기를 가지고 있다
[Wikimedia Commons (http://www.wikipremed.com/com/image.php?img=040708_68zzzz381950_Dendritic_cell_68.jpg&image id=381950)에 의한]

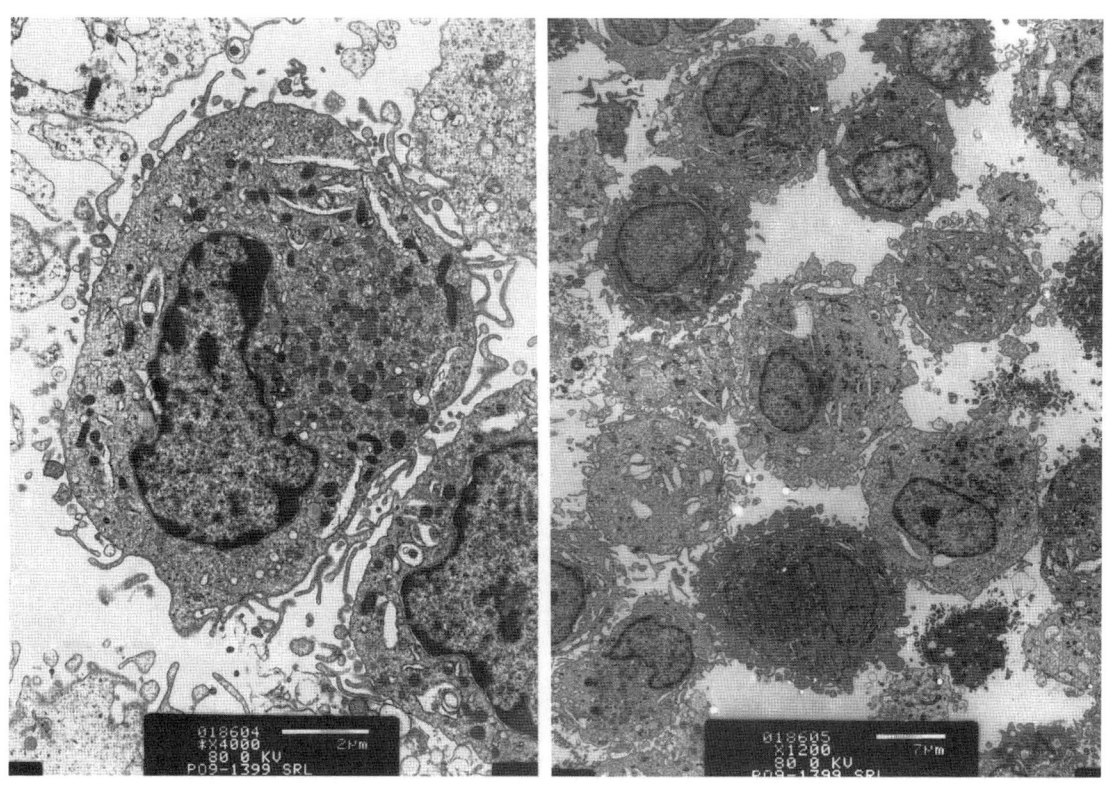

■ 그림7 투과전자현미경으로 본 수지상세포 ■
다수의 돌기와 밝은 세포질, 뒤틀린 모양이 특징이다

졌다.

　이 같이 수지상세포는 주조직 적합성 항원복합체 MHC클래스II 분자를 항상 나타내고 있다. 또한 말초에 분포하는 수지상세포는 미숙하지만 식작용 기능을 가지고 있고, 소속 림프기관 T세포영역으로 이동해 탐식한 물질을 MHC분자와 결합하여 T세포에 제시한다. 그리하여 적응면역반응을 유도하고 필수 항원제시세포의 역할을 담당한다. 그러나 실제로 항원특이적인 적응면역반응이 유도되려면 수지상세포상에 T세포 활성화에 필요한 각종 보조자극분자가 나타나 사이토카인이 생성되지 않으면 안 되고 그를 위해서는 수지상세포가 활성화되어야 한다. 정상상태에서 수지상세포는 활성화되지 않고 말초 림프계 조직에서 면역작용을 유도·유지하기 위해 일을 한다. 이상의 역동적인 반응으로 자기에 대한 유해한 반응이 유도되는 것을 막고 외부로부터 들어온 침습성의 유해물질을 선택적으로 사멸시키는 작용을 하고 있다.

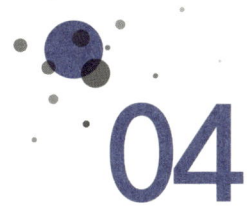

04 암항원의 확인과 항원 제시

　암항원은 종양세포 내에서 과잉으로 생성된 단백질이 유비키틴 프로테아좀계에서 펩타이로 나뉘어진 후 HSP70 등의 작용으로 조면소포체막(endoplasmic reticulum)에 존재하는 TAP(transporters associated with antigen processing)를 통해 MHC클래스 I 과 베타 2-마이크로글로브린과의 결합체를 형성한다. 이어 골기체에 의해 세포 표면으로 운반되어 $CD8^+$ T세포에 제시한다. 이상적인 암항원은 정상세포에서는 잘 발현되지 않고 종양세포에서는 과잉 발현되는 것이며 종양 표면에 존재해 종양특이적인 세포상해성 T세포를 유도할 수 있는 것이다. WT-1은 태아기의 신장, 생식융기필수의 아연집게형(zinc finger) 전사제어인자이지만 성인에게는 거의 발현량되지 않는다. WT-1은 HLA-A*0201, HLA-A*2402, HLA-A*0206 구속성 세포상해성T림프구(CTL) 항원결정기가 확인되고 있다.[1-3] 뇌종양, 두경부암, 소화기암, 폐암(대세포암은 제외), 부인과암, 육종, 급성백혈병, 악성 림프종, 다발성 골수종, 비뇨기암 등 거의 전신 종양에 나타나고 있다.[4-6] MUC-1은 동종세포 간의 접착성 저하와 면역저항성에 관여해 암의 진전에 관계하고 있다. HLA 비구속성 펩타이드는 각종 암세포에 높은 빈도로 나타나는 CTL의 인식항원이 되고 있다.[7]

Reference

1) Bellantuono I, Gao L, Parry S, Marley S, Dazzi F, Apperley J, Goldman JM, Stauss HJ : Two distinct HLA-A0201-presented epitopes of the Wilms tumor antigen 1 can function as targets for leukemia-reactive CTL. Blood 15 ; 100 : 3835-3837, 2002.
2) Azuma T, Makita M, Ninomiya K, Fujita S, Harada M, Yasukawa M : Identification

of a novel WT1-derived peptide which induces human leucocyte antigen-A24-restricted anti-leukaemia cytotoxic T lymphocytes. Br J Haematol11b. 601-603, 2002.

3) Li Z, Oka Y, Tsuboi A, Fujiki F, Harada Y, Nakajima H, Masuda T, Fukuda Y, KawakatsuM, Morimoto S, Katagiri T, Tatsumi N, HosenN, Shirakata T, Nishida S, Kawakami Y, Udaka K, Kawase I, Oji Y, Sugiyama H: Identification of a WT1 protein-derived peptide. WT1.as a HLA-A 0206-restricted. WT1-specific CTL epitope. Microbiol Immunol 52 : 551-558, 2008.

4) Nakatsuka S, Oji Y, Horiuchi T, Kanda T, Kitagawa M, Takeuchi T, Kawano K, Kuwae Y, Yamauchi A, Okumura M, Kitamura Y, Oka Y, Kawase I, Sugiyama H, Aozasa K : Immunohistochemical detection of WT1 protein in a variety of cancer cells. Mod Pathol19 : F 804-814, 2006.

5) Oji Y, Inohara H, NakazawaM, Nakano Y, Akahani S, akatsukaS, KogaS, Ikeba A, Abeno S, Honjo Y, Yamamoto Y, Iwai S, Yoshida K, Oka Y, Ogawa H, Yoshida J, Aozasa Kubo T, Sugiyama H : Overexpression of the Wilms' tumor gene WT1 in head and neck squamous cell carcinoma. Cancer Sci 94 : 523-529, 2003.

6) Oka Y, Tsuboi A, Oji Y, Kawase I, Sugiyama H : WT1 peptide vaccine for the treatment of cancer. Curr Opin Immunol 20 : 211-220, 2008.

7) Ioannides CG, Fisk B, Jerome KR, Irimura T, Wharton JT, Finn OJ : Cytotoxic T cells from ovarian malignant tumors can recognize polymorphic epithelial mucin core peptides. J Immunol 1 ; 151 : 3693-3703, 1993.

8) Abe H, Akiyama S, and Okamoto M! Clinical Cancer Immunotherapy : Molecular Targeting Immunotherapy. International Journal of Integrative Medicine 1(1) : 38-46, 2009.

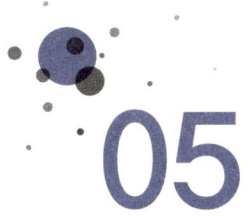

05 교차제시란

 세포상해성 T림프구(CTL)는 세포 내에서 합성된 단백질에 의해 만들어지기 때문에 바이러스항원을 그대로 주사해도 유도되는 일은 없다. CTL을 유도하기 위해서는 세포가 바이러스에 감염되어 바이러스 항원을 생성하거나, 다른 과정을 거쳐 외래항원을 세포 안에서 처리하는 것이 필요하다.

 일반적으로 세포 안에서 합성된 단백질은 MHC클래스Ⅰ과 함께 세포 표면에 표출되어 CTL의 표시가 된다. 반면 외래항원은 MHC클래스Ⅱ와 함께 세포 표면에 나타나 Th세포의 표시가 된다. 그러나 일정한 조건 아래에서는 외래항원이 MHC클래스Ⅰ에 의해 제시되는데, 이것을 교차제시라 부르며 외래항원에 대한 CTL이 유도된다.

 자기종양 유래의 열쇼크단백질 HSP는 암특이적 펩타이드와 결합해 교차제시에 관여하고 있다. 이것은 세포질 내에 존재하는 열쇼크단백질이 암특이적 펩타이드와 결합해 수지상세포에서만 나타나고 있는 HSP수용체를 통해 세포 안에 받아들여지는 것에 힘입어 교차제시로 CTL을 활성화한다.[1]

 게다가 수지상세포에 의한 교차제시는 $CD8^+$ T세포의 플라이밍(크로스 플라이밍, cross priming)이나 $CD8^+$세포불활성화(크로스 톨레란스, cross tolerance)를 일으키지만 슐츠(Schulz) 등은 Toll수용체(TLR 3)의 자극이 교차제시로 촉진되는 것을 밝히고 있다.[2]

Reference

1) Murshid A, Gong J, Calderwood SK:Heat-shock proteins in cancer vaccines : agents of antigen cross-presentation. Expert Rev Vaccines 7 (7) : 1019-1030, 2008.

2) Schulz O, Diebold SS, Chen M, Naslund TI, Nolle MA, Alexopoulou L, Azuma YT, Flavell RA, Liljestrom P, Reis e Sousa C : Toll-like receptor 3 promotes cross priming to virus-infected cell. Nature 24 ; 433 : 887-892, 2005.

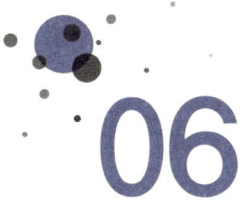

암백신의 역사

　대단히 드물기는 하지만 암환자가 자연적으로 치유되는 경우가 있다. 면역부전 환자와 고령자에게는 암 발생이 많다. 누드마우스는 T세포 기능이 없지만 암이 잘 생기지 않는다. 이는 암이 면역과 밀접하게 관여하고 있는 것을 보여 주는데, 면역력을 증강시켜 암을 배제하려는 실험이 바로 암백신의 역사라고 해도 좋을 것이다. 어쩌면 가장 오래된 Coley-Shear의 독소에서 시작되어 MDP(무라미르지 펩타이드), BCG세포벽화분, 노카르디아 세포벽화분, 잎새버섯 유래의 베타-1,3글루칸, 용련균을 페니실린으로 처리한 피시바닐 등 비특이적이긴 하지만 면역활성 약이 사용돼 왔다.

　이와 같은 비특이적 면역요법의 일종으로 부작용이 적고 연명효과가 보여 암치료 효과를 인정받고 있는 것에는 마루야마백신이 있다. 1950년경에 피부결핵을 위한 백신이 개발되어 피부결핵은 물론 폐결핵, 한센병에도 우수한 효과를 발휘했다. 한센병 환자를 치료하던 마루야마 치사토 박사는 한센병 환자와 결핵 환자에게는 암이 거의 발생하지 않는다는 사실을 발견하고 결핵균이나 결핵균과 같은 라이균의 항체가 암을 추방하는 힘을 가지고 있는 게 아닐까 추론했다.

　그래서 1965년 처음으로 시한부 2~3개월이라고 진단받은 말기암 환자에게 백신을 주 2회 주사한 결과 환자는 회복하여 9개월 후에는 암이 대부분 없어졌다. 마루야마백신의 주성분은 결핵균 세포벽 외막의 구성성분인 리포다당 LPS (lipopoly saccharide)이다.

　종양항원을 인식한 세포상해성 T림프구를 중심으로 한 세포성 면역이 항종양 효과를 발휘한다는 사실이 알려지면서 종양항원의 확인 연구가 적극적으로 이루어져 펩타이드 데이타베이스(URL: http://www.cancerimmunity.org/peptidedatabase/Tcellepitopes.htm)에 차

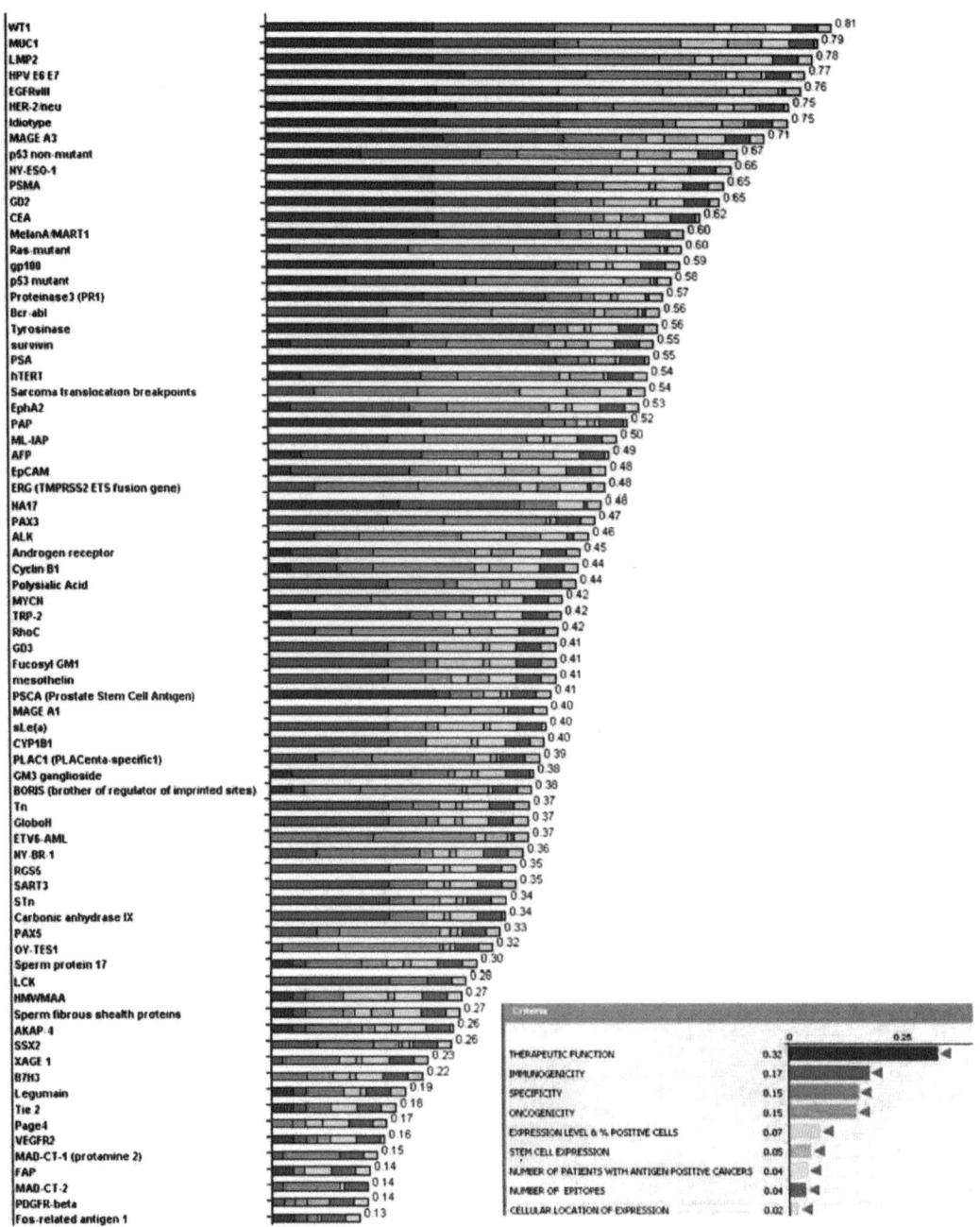

■ 그림8 각종 암항원의 우위성(Ref.2에 의함) ■
(Adapted and reprinted by permission from the American Association for Cancer Research: Cheever MA, et al. The Prioritization of Cancer Antigens: A National Cancer Institute Pilot Project for the Acceleration of Translational Research, Clinical Cancer Research, 2009, vol.15. issue 17, pp5323-5337.)

례차례 추가되고 있다.

20세기 중반에 버넷 교수는 크론선택설을 주장했다. 그는 원래 생체에 갖춰져 있는 면역시스템은 외계에 대응할 수 있는 다양성이 아주 크다고 생각해 사람에게 침입한 이물질에 대응하는 세포를 크론이라고 칭하고, 모든 면역세포에 대한 크론의 비율이 증가해 대응할 수 있어 두 번째 침투할 때에는 보다 빨리 대응하는 것을 발견했다. 그 후 유전자공학의 발전과 함께 1991년에 흑색종으로부터 세포상해성 T세포가 인식하는 종양항원 MAGE 유전자가 발견되어[1] HLA클래스 I 구속성 암거부항원의 펩타이드 존재와 면역배제기구의 개념이 확립되어 암특이적 면역요법의 막이 열렸다. 이 일을 계기로 많은 시설에서 암항원 해석 연구가 이루어져 다수의 암항원이 확인되었다. 미국 암학회저널 〈Clinical Cancer Research〉는 2009년 펩타이드의 암치료 효과를 수치화해서 발표했다(그림8).[2]

Reference

1) Van der Bruggen P, Traversari C, Chomez P, Lurquin C, De Plaen E, Van den Eynde B, Knuth A, Boon T: A gene encoding an antigen recognized by cytolytic T lymphocytes on a human melanoma. Science 13 ; 254 : 1643-1647, 1991.

2) Cheever MA, Allison JP, Ferris AS, Finn OJ, Hastings BM, Hecht TT, Mellman I, Prindiville SA, Viner JL, Weiner LM, Matrisian LM : The prioritization of cancer antigens : a national cancer institute pilot project for the acceleration of translational research. Clin Cancer Res 1 ; 15 : 5323-5337, 2009.

II 임상편

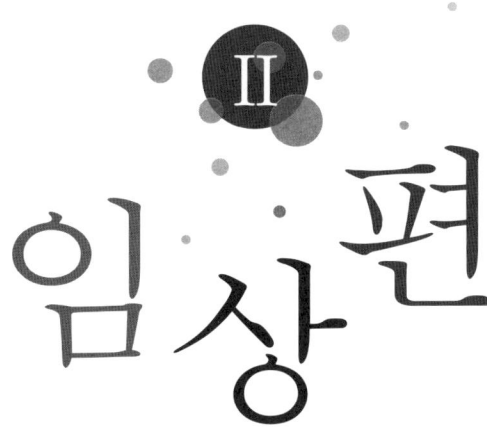

01 암백신 치료를 위한 수지상세포를 만드는 방법과 배양과정
02 세포배양을 위한 청정실의 기준
03 수지상세포 암백신 요법을 적용할 수 있는 암 종류
04 HLA 검사와 인공항원 선택
05 수지상세포 암백신 투여법
06 수지상세포 암백신과 병용요법
07 항암제와 병용할 때 주의사항
08 치료효과 판정 기준과 유해사상 판정 기준
09 암 유전자검사의 새로운 시도
10 지금까지 면역치료요법의 성과
11 장기별 수지상세포 암백신의 치료효과
12 펩타이드 백신과의 상위(相違)
13 이후 전망

01 암백신 치료를 위한 수지상세포를 만드는 방법과 배양과정

    수지상세포는 소장, 간, 피부 등에 일부 존재하지만 말초혈액에는 백혈구의 0.1% 미만의 극히 소량에 그쳐 환자의 혈액에서 채취하는 것이 상당히 어렵다는 것이 문제였다. 그나마 장기로부터 채취하는 것도 힘들어 수지상세포요법을 적용할 수 없는 것이 높은 벽이었는데 1996년 세계 최초로 일본 국립감염증연구소의 아카가와 키요코 의학박사가 '혈액의 단구가 GM-CSF와 IL-4에 의해 미숙한 수지상세포로 분화'한다는 사실을 보고했다.[1]

    이후 각국에서 추가 실험을 통해 그 결과가 확인돼 정당성을 인정받았다. 최근 세포공학의 급속한 발전으로 인공적으로 전구세포로부터 수지상세포의 증식·분화·활성화를 유도하는 것이 가능하게 되었다. 말초혈액 속에는 단구가 3.0~8.0% 존재하며, 어페레시스(성분채혈)를 하여 약 5,000ml를 순환시킨 말초혈액에서 단구를 채취한다. 그림9는 수지상세포에 의한 순수한 미접촉 T세포의 정보전달을 나타내고 있다.

    실험실에서 사람의 수지상세포(Denritic cell·DC)를 효율적으로 분화 유도할 수 있게 된

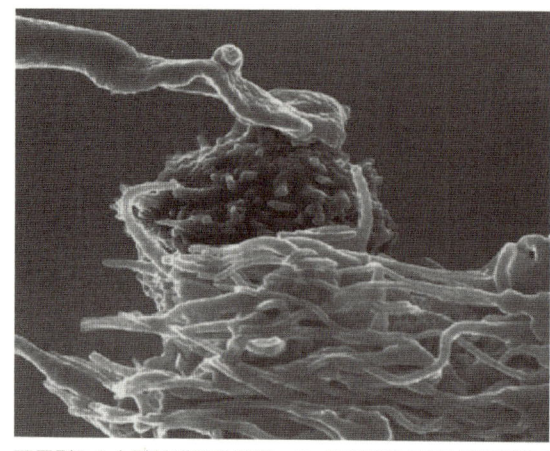

■ 그림9-1 수지상세포에 의한 naïve T세포로 암정보 전달(1)

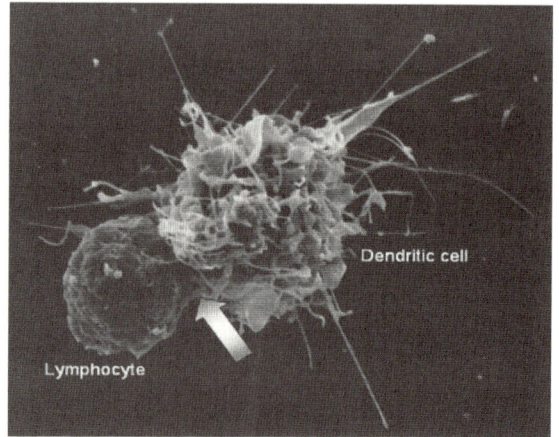

■ 그림9-2 수지상세포에 의한 naïve T세포로 암정보 전달 ■
(WITH FRIENDSHIP.COM (withfriendship.com/user/Aligra/dendritic-cell.php)에 의함)

것은 1992년 CD34$^+$에 대해 GM-GSF와 TNF-α를 같이 배양하는 것에서 시작했다. 그 후 앞서 기술한 바와 같이 1996년에 말초혈액 단구의 배양에 GM-CSF와 IL-4를 첨가하면 수지상세포를 유도할 수 있다고 보고되었고 많은 연구소에서 추가 실험을 통해 재현성이 확인되어 수지상세포 암백신 치료가 가능해졌다. 2000년에는 미숙한 수지상세포가 성숙하는 데에 따르는 빈식(貧食)작용은 떨어지지만 항원펩타이드를 결합한 MHC클래스 I 을 세포 표면에 수송해 항원특이적 CD8$^+$ T세포를 유도하는 것으로 나타났다.[2] 또한 2002년에 IFN-γ을 생성하는 Th1세포를 유도하는 것도 확인되었다.[3] 미숙한 수지상세포를 성숙시키고 활성화하는 데는 TNF-α, IL-1 β, IL-6, PGE2 , 13종의 TLR 등 다양한 물질이 작용하는 것으로 보고되고 있다. 그림10은 단구백혈구에서 유래하는 수지상세포 형태를 나타낸다.

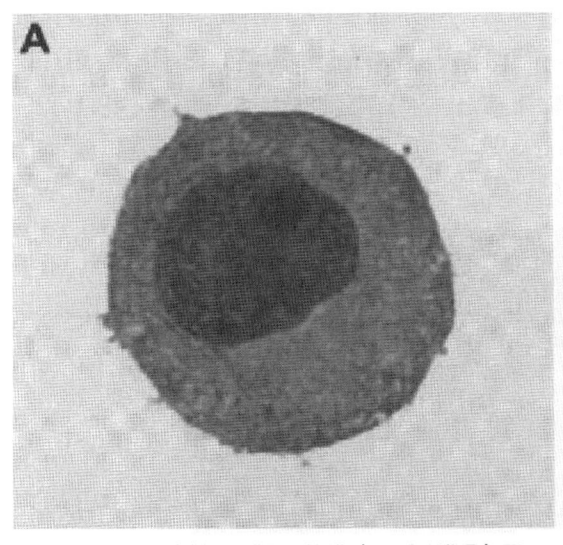 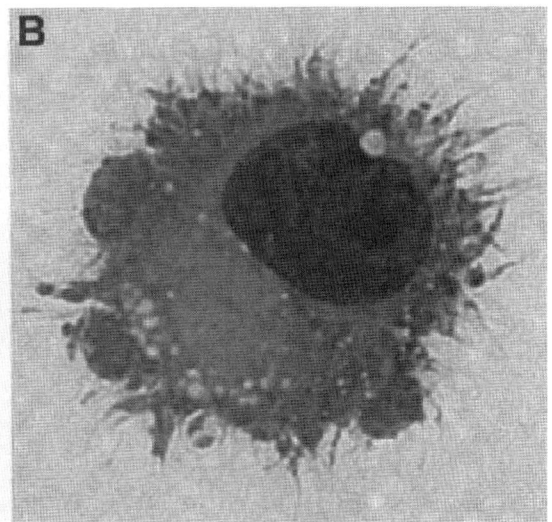

■ 그림10 수지상세포 형태 (1,000배율) ■
A : 미성숙한 수지상세포, B : 성숙한 수지상세포
(David W, et al : Blood, 2004 [4])부터 개정)

Reference

1) KS Akagawa, N Takasuka, Y Nozaki, I Komuro, M Azuma, M Ueda, M Naito and K Takahashi: Human monocytes phosphatase-positive osteoclast-like multinucleated giant cells from Generation of CD1+ RelB+ dendritic cells and tartrate-resistant acid. Blood 88 : 4029-4039, 19%.

2) Schuler-Thumer B, Dieckmann D, Keikavoussi P, Bender A, Maczek C, Jonuleit H, Roder C, Haendle I, Leisgang W, Dunbar R, Cerundolo V, von Den DP, Knop J, Brocker EB, Enk A, Kampgen E, Schuler G : Mage-3 and influenza-matrix peptide-specific cytotoxic T cells are inducible in terminal stage HLA-A2.1+ melanoma patients by mature monocyte-derived dendritic cells. J Immunol 165 : 3492-3496, 2000.

3) Schuler-Thumer B, Schultz ES, Berger T, Weinlich G, EbnerS, Woerl P, Bender A, Feuerstein B, Fritsch PO, Romani N, Schuler G : Rapid induction of tumor-specific type 1 helper T cells in metastatic melanoma patients by vaccination with mature, cryopreserved. peptide-loaded monocyte-derived dendritic cells. J Exp Med 195 : 1279-1288, 2002.

4) David W, O'Neill, Sylvia Adams and Nina Bhardwaj : Manipulating dendritic cell biology for the active immunotherapy of cancer. Blood 104 : 2235-2246, 2004.

세포배양을 위한 청정실의 기준

면역세포요법은 의약품과 달라 최종 단계에서의 멸균 과정이 불가능하다. 따라서 세포배양 과정에 고도의 무균관리가 필요하다. 배양시설의 기준은 GMP(Good Manufacturing Practice)의 관리기준 이상이어야 한다. 기존의 세포처리센터시설(Cell Processing Center·CPC)은 검사 대상물을 잘못 인식하지 않도록 1룸 1인으로 만들어져 생산성이 낮고 청정실의 거대화와 효율성 등에 문제가 있었다.

청정실의 거대화에 따른 공조설비에 대해 보수, 유지에 큰 비용이 든다. 여기에는 헤파 등의 필터관계, 센서류, 청정도, 압력 차이, 온도 등의 검증 작업이 포함된다. 또한 청정도 등급마다 전용복장도 필요하고 먼지없는 멸균의복(헤드커버, 마스크, 작업복, 신발, 장갑) 등은 고

■ 표2 배양기안의 환경미생물 평가기준 ■

등급	공중미생물수 cfu/m^3	최소공기섭취량 m^3	표면부착 미생물수 fu/24 - 30cm^2
\<CO$_2$ 인큐베이터의 설치환경 : A급\>			
A	<1	0.5	<1
B	10	0.5	5
C	100	0.2	25
D	200	0.2	50

■ 표3 무균관리 레벨 ■

A존	글래스 100	그린벤치, 세이프리캐비넷
B존	글래스 10,000	At Rest 100 In Operation 10.000
C존	글래스 100,000	In Operation 100,000 관리 100,000
D존	글래스 100,000	In Operation 100,000 설계치 100,000

가이다. 현재의 CPC에서 체인지 오버(증례마다 배양세포를 바꿔야 하는 경우)는 안전 캐비닛 안을 35% 과산화수소수로 깨끗이 소독하고 있다. 다음은 배양기 내 환경 미생물의 평가기준과 무균관리 레벨을 나타내고 있다(표2, 3).

저자 병원의 세포배양시설은 완전무균 상태이며 아이솔레이터(isolator)는 완전히 폐쇄된 배양시스템을 사용하고 있다(그림 11, 표4). 여기에서 세포관찰과 세포분리(원심공정), 세포배양 등을 한다.

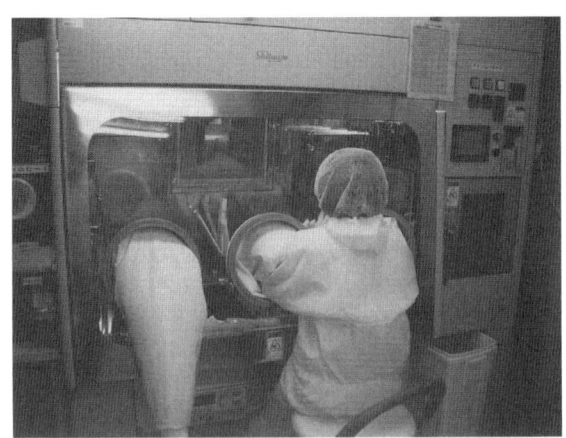

■ 그림11 구단병원의 Cell processing isolator ■

등급 A의 무균작업실은 소독과 최대 오염원인 사람과의 격리가 가능하다. 또한 A환자로부터 환자B로 작업을 교체할 때마다 약 1~2시간의 과산화수소 멸균작업이 필요해 세포처리를 연속적으로 할 수 없었으나 100% 무균작업실은 연속으로 세포처리를 할 수 있다. 기존 안전 캐비닛과 청정벤치는 세포처리 작업을 위해 하단이 개방되어 주위 환경 청정도를 등급 B, C, D로 요구하지만 폐쇄된 아이솔레이터는 외부와 완전 차단되어 어떤 주위환경에도 영향을 받지 않는다. 이상이 저자 병원의 세포배양을 위한 청정실의 특성이다.

■ 표4 Cell Processing isolator의 장점 ■

※ A급의 무균조작이 가능
※ 교차오염방지가 철저
※ 연속적 검사에 의한 생산성 향상
※ 전용시설에 의한 혼동 방지
※ 클린룸 시설의 축소화
※ 시설관리비 절감
※ 작업자들의 부담 경감 (방진복을 겹쳐 입는 것을 최소화)

03 수지상세포 암백신 요법을 적용할 수 있는 암 종류

말초혈액 속에는 단구가 백혈구 수의 3.0~8.0%로 존재하며 수지상세포 암백신은 아페레시스(성분채혈)을 통해 약 5,000ml를 순환시킨 말초혈액으로부터 단구를 채취하여 제조한다. 어페레시스는 의학적으로 환자에게 부담을 주는 작업은 아니지만 안전성을 고려해 독자적으로 만든 적합기준을 작성해 준수하고 있다(표5A, B).

현재는 각종 표준치료에 효과가 적은 환자를 대상으로 치료하고 있지만 장래에는 항암제와 방사선요법보다 우선시되는 치료가 될 것으로 생각한다. 표6은 수지상세포요법을 적용할 수 있는 암 종류이다. 대부분의 고형암에 적용이 가능하다.

■ 표5A 성분채혈 적합기준 ■

항 목	접합기준
혈 압	최고혈압 90mmHg이상
체 온	37.5℃ 이하
혈액비중	1.052이상
Hb	10.0 g/dl 이상
혈소판수	$10 \times 10^4 / \mu l$ 이상
백혈구수	2,500/μl 이상
PS	Grade 3급 이하

■ 표5B 일반상태 (Performance Status ; PS) – SWOG에 의함 ■

Grade	Performance Status
0	특별한 증상이 없고 사회활동이 가능, 제한이 없으며 발병전과 차이가 없음
1	가벼운 증상이 있으며 육체노동에는 제한이 있으나 보행이나 가벼운 집안일, 사무 등
2	보행과 자기 주변일은 가능하나 가끔 보호가 필요함
3	자기 주변일은 가능하나 자주 보호가 필요하여 하루중 50%이상은 누워있음
4	자기 주변일은 혼자 불가능하여 항상 보호가 필요하여 하루종일 누워있어야 함

■ 표6 당 병원의 대표적인 수지상세포 치료 적용환자 ■

뇌종양, 침샘암, 잇몸암, 혀암, 후두암, 구강암, 갑상선암, 식도암, 위암, 대장암, 폐암(선암, 편평상피암, 소세포암), 흉막중피종암, 유방암, 간암, 담도암, 췌장암, 신장암, 방광암, 전립선암, 자궁경부암, 자궁체암, 난소암, 골육종, 연부육종, 악성흑색종, 급성골수 백혈병, 급성림프성 백혈병, 악성림프종, 소아신경배아종, 소아횡문근육종

Reference

1) 阿部博幸, 秋山一郎, 岡本正人：臨床におけるがん免疫療法—分子標的免疫 療法の実際. IntJ Integrative Med 1(1)：38-46, 2009.

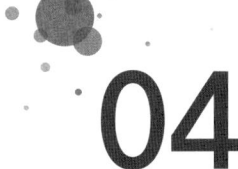

04 HLA 검사와 인공항원 선택

저자의 병원에서는 수지상세포 암백신 항원으로 WT-1, MUC-1, CEA, CA125, Her2, PSA 등을 사용하고 있으며 암 종류, 종양마커, HLA-A 하플로타입을 기본으로 사용 항원을 선택한다.

앞서 말한 것처럼 WT-1은 HLA-A*0201, HLA-A*2402, HLA-A*0206 구속성 CTL 항원결정기가 확인되어 있다. 표7은 저자의 병원에서 HLA-A의 빈도를 나타낸다. HLA-A 하플타입의 환자에게는 WT-1이 적합하다.

WT-1은 뇌종양, 두경부암, 소화기암, 폐암(대세포암은 제외), 부인과암, 육종, 급성백혈병, 악성림프종, 다발성골수종, 전립선암, 신장암, 방광암 등 거의 전신 종양에서 발현하고 있다. MUC-1은 30mer의 긴 펩타이드로 HLA 비구속성이고 각종 암세포에 고빈도로

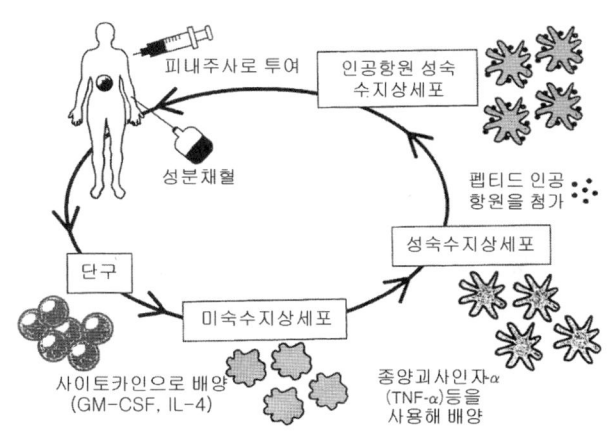

■ 그림12 인공항원 수지상세포를 만드는 법 ■

■ 표7 당 병원 환자 278명의 HLA-A 빈도 ■

HLA-A*0201	23.28%
HLA-A*2402	60.60%
HLA-A*0206	15.20%

나타나 CTL의 인식항원이다.

표8은 원발소에 대한 항원 선택의 기준이다. WT-1과 MUC-1은 어디까지나 기준이고 암조직의 면역염색이 있으면 바람직하다. 종양마커 CA15-3은 MUC-1의 혈청세포 외 도메인으로 CA15-3의 상승이 있으면 MUC-1을 사용한다. CA125, PSA, CEA는 각각 종양마커가 높으면 사용한다. Her2는 면역염색 혹은 말초혈액 속에서 단백발현이 있으면 사용한다. 앞으로는 사용 가능한 항원이 더욱 늘 것이다.

■ 표8 당 병원의 암종류별 항원선택기준표 ■

HLA - A	WT-1 2402 0201 0206	MUC1 비구속성	CA125 비구속성	PSA 비구속성	CEA 2402 0201 A3	Her 2 2402 0201 A3	MAGE-A3 2402 0201	NY-ESO-1 2402 0201
뇌종양	○							
침샘암	○	○						
구강암	○							
갑상선암	○	○			○			
식도암	○	○						
위암	○	○			○			
대장암	○	○			○	○		
폐암(선암)	○	○	○		○			
폐편평상피암	○							
폐소세포암	○							
흉막중피종	○							
유방암	○	○			○	○		
간암	○							
담관암	○	○						
췌장암	○	○						
신장암	○	○						
방광암	○	○						
전립선암	○	○		○				
자궁암	○	○	○					
자궁내막암	○	○	○					
난소암	○	○	○					○
골육종	○							
연부육종	○							
악성흑색종	○						○	○
악성림프종	○							

CEA A3 ファミリー : HLA - A 0301, 1101, 6801, 3301, 3101
Her 2 A3 ファミリー : HLA - A 0301, 3101, 3301, 1101

05

수지상세포 암백신 투여법

지금까지 수지상세포요법의 수지상세포 투여 부위는 피내와 피하가 정맥 내보다 우수하다는 보고가 있다.[1] 수지상세포에 의한 항원제시의 장으로서는 림프절 안이 가장 적합하기 때문에 림프관의 주행을 생각하면 피내가 적합하다. 유도된 CTL은 수출림프관에서 유미관을 거쳐 대순환에 들어간다. 따라서 수지상세포 투여 부위는 림프절이 많은 사타구니 혹은 겨드랑이의 피내가 좋다. 표9는 원래 행해졌던 수지상세포 암백신의 실험 투여빈도를 나타낸다. 수지상세포를 효율적으로 해당 림프절에 유도시키려면 툴 유사수용체와 염증성 사이토카인을 백신 투여 근처에 보조제(아쥬반트)로 투여한다.[2)3)] 표10은 종래 행했던 수지상세포 암백신의 실험 항원보강제를 보여 준다.[2)] 저자 병원에서는 대중적이며, 부작용을 간단히 조절할 수 있고, IL-12와 TNF-α를 유도한다는 점 등의 이유로 OK-432를 사용하고 있다.[4)] 발열 상태를 보면서 백신마다 1, 3, 5 KE로 늘리고 이후는 5KE를 최종회까지 투여한다.

■ 표9 수지상세포 암백신의 투여경로와 그 수 ■

투여경로	수
1. 피내	32
2. 피하	10
3. 림프절안	9
4. 피내+정맥주사	5
5. 정맥주사	4
6. 피내+피하	4
7. 종양내	2
8. 림프관내	2
9. 정맥+피하	1

(Figdor CG, et al : Nat Med, 2004[2)]를 개정)

■ 표10 수지상세포 암백신의 아쥬반트 보고수 ■

아쥬반트	보고수
1. KLH	31
2. IL-2	5
3. Imiquimod	1
4. cyclophosphamide	1
5. IFN-γ	1
6. ONTAK	1
7. Fludarabine	1
8. Autologous lymphocyte infusion	1

(Figdor CG, et al : Nat Med, 2004 [2])를 개정)

Reference

1) Engel1-Noerregaard L, Hansen TH, Andersen MH, Thor Straten P, Svane IM : Review of clinical studies on dendritic cell-based vaccination of patients with malignant melanoma! assessment of correlation between clinical response and vaccine parameters. Cancer Immunol Immunother 58 : 1-14, 2009.

2) Figdor CG, de Vries IJ, Lesterhuis AVJI Melief CJ. : Dendritic cell immunotherapy : mapping the way. Nat Med 10 (5) : 475-480, 2004.

3) Nair S, McLaughlin C, Weizer A, Su Z, Boczkowski D, Dannull J, Vieweg J, Gilboa E : Injection or immature dendritic cells into adjuvant-treated skin obviates the need for ex vivo maturation. J Immunol 171 : 6275-6282, 2003.

4) Okamoto M, Furuichi S, Nishioka Y, Oshikawa T, TanoT, Ahmed SU, Takeda K, Akira S, Ryoma Y, Moriya Y, Saito M, Sone S, Sato M : Expression of toll-like receptor 4 on dendritic cells is significant for anticancer effect of dendritic cell-based immunotherapy in combination with an active component of OK-432, a streptococcal preparation. Cancer Res 1 ; 64 : 5461-5470, 2004.

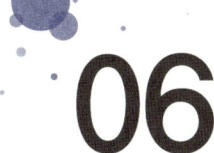

06 수지상세포 암백신과 병용요법

저자 병원에서는 각 개인의 치료를 목표로 몇 개의 수지상세포 암백신과 병용요법을 권유하기도 한다. 이미 어떤 화학요법을 진행하고 있을 때에는 중복해서 치료받지 않도록 백신 투여일을 조절한다. 종양 부분의 방사선 강도를 높이고 정상조직에 방사선 피폭을 없게 하는 세기변조방사선치료(Intensity Modulated Radiation Therapy·IMRT)를 치료 전후에 추가하기도 하고 온열요법으로 생존시간을 연장할 수 있도록 노력하고 있다.

온열요법은 열쇼크단백질(HSP)70을 유도해, 다음의 방법에 의해 수지상세포를 활성화하는 것으로 알려져 있다.[1] 1)HSP70은 수지상세포에 의한 T세포로의 항원제시를 촉진한다. 2)수지상세포를 성숙화시키는 CD40L 발현을 촉진한다. 3)$CD4^+$, CD45, RA기억 T세포에 의한 IFN-γ 생성을 촉진한다. 4)수지상세포에 HSP70은 세포막상에 IL-15의 발현과 관계가 있고 HSP70 억제제에 의한 HSP70 상향조절 저해는 막결합의 IL-15 발현을 저하시킨다. 5)수지상세포에 의한 CD41은 기억T세포 생성을 유도하지만 IL-15 신호전달 의존성이 있고 MHC-II-TCR 상호작용과는 무관하다. 6)IL-15 상향조절은 NF-kB 의존성인 한편, CD40L은 JAK3-STAT5에 의존하고 있다. 7)수지상세포에 의해 활성화된 CD41 기억T세포는 IL-12p40 생성을 자극한다. 결과적으로 HSP70에서 유도된 수지상세포막결합성의 IL-15는 DC-T 세포의 회로를 활성화하고 항원비의존성에 기억유지를 관여한다. 저자 병원에서는 고주파중파 영역의 파장을 사용한 온열치료를 하고 있다.

Reference

1) Chen T, Cao X • Stress for maintaining memory : HSP70 as a mobile messenger for innate and adaptive immunity. Eur J Immunol 40 (6) : 1541-1544, 2010.

07 항암제와 병용할 때 주의사항

일부 분자표적 치료약을 제외하고 대부분의 항암제에는 혈액독성이 있다. 게다가 여러 가지 항암제 병용요법을 쓰면 혈액독성의 빈도가 높아진다. 현재에도 혈액독성의 조절이 치료 성과를 결정하는 요인이라고 해도 과언이 아니다. 표11은 주요 항암제들의 백혈구 감소 시기를 나타낸다. 혈액독성은 환자의 연령, 영양 상태, 현재 상태, 종양 단계, 예전 치료 이력, 장기 손상의 정도 등에 관련된다.[1] 앞서 말한 것처럼 대부분의 항암제는 어느 정도 골수가 억제돼, 그 결과 백혈구 수가 줄고 면역기능이 떨어진다. 일부 분자표적 치료약도 면역기능에 영향을 주는 것으로 알려져 있다. 이마티닙이 T세포의 기능 저하와[2,3] 레귤러토리T세포

■ 표11 대표적인 항암제의 백혈구 감소시기와 회복시기 ■

항암제	백혈구 감소시기(일)	nadir 회복시기(일)
Cyclophosphamide	10~14	7~10
Nimustine	28~35	14~21
Fluorouracil	7~14	7~10
Methotrexate	7~14	7~10
Cytarabine	7~10	7~10
Vincristine/Vinblastine	5~10	5~10
Etoposide	10~14	10~14
Doxorubicin	10~14	7~10
Mitomycin C	21~28	7~14
Procarbazine	21~28	14~21
Cisplatin	10~14	10~14
Carboplatin	10~14	10~14
Irinotecan	10~14	7~10
Paclitaxel	10~14	7~10
Docetaxel	7~14	5~10
Gemcitabine	14~21	10~14

(야마오카노보루등 : 임상종양학, 제3판, 에서 옮김

(regulatory T cell)의 억제[4], 수지상세포 기능 저하 등을 초래하는 것이 그 예이다.

그 때문에 면역세포요법, 즉 수지상세포요법은 림프절 내에서 순수한 T세포를 세포상해성 T세포로 유도할 필요가 있기 때문에, 골수에서 유래한 순수한 T세포 수가 감소하지 않는 시기를 예측해 수지상세포를 투여하는 것이 논리적으로 맞다. 실제로 항암제마다 골수억제 시기를 추정할 수 있으므로 최저 단계에서 회복해 말초혈액 백혈구 수가 3,000x10^3/μ1 이상에 달한 시점에 수지상세포를 투여한다.

또한 호중구가 감소할 때에는 2006년에 개정된 미국임상종양학회(ASCO)의 CSF 가이드라인을 참고하여 G-CSF를 투여한다.[6]

Reference

1) 山岡昇, 岡三喜男:化学療法薬物有害反応の対策. 臨床腫瘍学, 第3版, 日 本臨床腫瘍学会 編, pp1136-1150, 癌と化学療法社, 東京, 2003.

2) Cwvnarski K, Lavlor R, Macchiarulo E, Goldman J, Lombardi G, Melo JV, Dazzi F : Imatinib inhibits the activation and proliferation of normal T lymphocytes in vitro. Leukemia 18 : 1332-1339, 2004.

3) Balabanov S, Appel S, Kanz L, Brossart P, Brummendorf TH : Effect of tyrosine kinase inhibition using imatinib on normal lymphohematopoietic cells. Ann NY Acad Sci 1044 : 168-177, 2005.

4) LarmonierN, Janikashvili N, LaCasseCJ, Lamionier CB, Cantrell J, Situ E, Lundeen T, Bonnotte B, Katsanis E: Imatinib mesylate inhibits $CD4^+$ $CD25^+$ regulatory T cell activity and enhances active immunotherapy against BCR-ABL-tumors. J Immunol 181 : 6955-6963, 2008.

5) Mohty M, Jourdan E, Mami NB, Vey N, Dainaj G, Blaise D, Isnardon D, Olive D, Gaugler B : Imatinib and plasmacytoid dendritic cell function in patients with chronic myeloid leukemia. Blood 103 : 4666-4668, 2004.

6) Smith TJ, Khatcheressian J, Lyman GH, OzerH, Armitage JO, Balducci L,

Bennett CL, Cantor SB, rawford J, Cross SJ, Demetri G, Desch CE, Pizzo PA, Schiffer CA, Schwartzberg L, Somerfield MR, SomloG, Wade JC, Wade JL, Winn RJ, Wozniak AJ, Wolff AC : 2006 update of recommendations for the use of white blood cell growth factors: an evidence-based clinical practice guideline. J Clin Oncol 24 : 3187-3205, 2006.

08 치료효과 판정 기준과 유해사상 판정 기준

　현행 화학요법의 효과 판정은 RECIST 가이드라인에 의한 종양축소 효과를 따르는 것이 일반적이고 저자 병원의 치료평가도 RECIST 가이드라인을 채택하고 있다. 그러나 암백신의 효과는 종양의 축소뿐만 아니라 치료 후 CTL이 수개월에서 1년 정도 기억하고 있기 때문에 암이 증식하는 속도보다 항종양 효과가 이 속도를 상회하는 정도와 기간에 좌우된다. 따라서 앞으로 임상적으로 모든 생존기간을 포함한 검토 및 연구가 본 요법에 적합하다고 여겨진다.

　RECIST 가이드라인은 고형암 치료효과 판정을 위한 것으로 2000년 종양평가기준인 RECIST 가이드라인(Response Evaluation Criteria in Solid Tumors)이 공표된 이래 2009년 개정 버전1.1이 발표됐다(New response evaluation criteria in solid tumors: Revised RECIST guideline). 일본임상종양연구그룹(Japan Clinical Oncology Group : JCOG)의 홈페이지에서 일본어로 다운로드받을 수 있으며, 다음과 같이 요약할 수 있다.[1]

　측정가능 병변이란 적어도 일차원에서 정확히 측정가능(최장경이 기록되는 일)한 원래의 검사법에서 ≥20mm 혹은 헬리컬CT에서 ≥10mm의 병변이고 측정불능 병변은 그 이외의 모든 병변으로 소병변(최장경이 원래 검사법에서 <20mm 또는 헬리컬CT 에서 <10mm)과 참된 측정불능 병변을 포함한다. 정말로 측정불능이라고 간주되는 병변에는 골병변, 연골막병변, 복수, 흉수, 심막액, 염증성 유방암, 피부 림프관염, 폐림프관염, 화상검사로 확인되지 않는 복부종양과 낭포성 병변 등이 있다. 표적병변 이외의 모든 병변은 비표적병변으로 하며, 베이스라인에서 기록한다. 또한 추적 조사기간을 통한 비표적병변의 측정은 불필요하지만 각기 병변의 유무는 기록하지 않으면 안 된다.

　측정가능 병변 중 모든 침윤장기의 대표로서 한 장기에 최대 5개소, 합계 10병변까지 표

■ 표12 신병변 유무를 포함한 표적병변과 비표적병변의 종양 축소효과 조합에 의한 종합효과 ■

표적병변	비표적병변	신병변	종합효과
CR	CR	없음	CR
CR	IR/SD	없음	PR
PR	PD 이외	없음	PR
SD	PD 이외	없음	SD
PD	어느쪽도 상관없음	어느쪽도 상관없음	PD
어느쪽도 상관없음	PD	어느쪽도 상관없음	PD
어느쪽도 상관없음		있음	PD

IR : incomplete response ; 불완전 주효
(http://www.jcog.jp/doctor/tool/recistv11.html[1]에 의함)

적병변으로 선택하고 베이스라인에서 측정, 기록한다. 표적병변은 크기(최장경을 사용)와 반복해서 정확히 측정하는 것에 적당한가 어떤가(화상진단 혹은 임상적 평가 어느 쪽)에 근거하여 선택한다. 모든 표적병변의 최장경 합을 산출해 베이스라인 장경화(baseline sumlongest diameter)로서 기록한다. 베이스라인의 장경화는 객관적인 종양축소효과를 평가하기 위한 비교 대조로 한다.

완전관해(complete response·CR): 모든 표적병변의 소실
부분관해(partial response·PR): 베이스라인 장경화와 비교해 표적병변의 최장경 합이 30% 이상 감소

PR 또는 CR이라고 판정하는 것은 처음 효과 기준을 만족한 때로부터 4주 이후에 실시되는 재평가에 따라 그 규준을 다시 만족시키는지 확인하는 것이다. 시험에 따라서는 프로토콜(규약)에서 다시 한번 긴 간격으로 재평가하는 것이 적절한 경우도 있다.

진행(progressive disease·PD): 치료 시작 후 기록된 최소 최장경의 합과 비교해 표적병변의 최장경 합이 20% 이상 증가
안정(stable disease·SD): PR이라고 하기에는 종양의 축소가 불충분하고 또한 PD라고 하

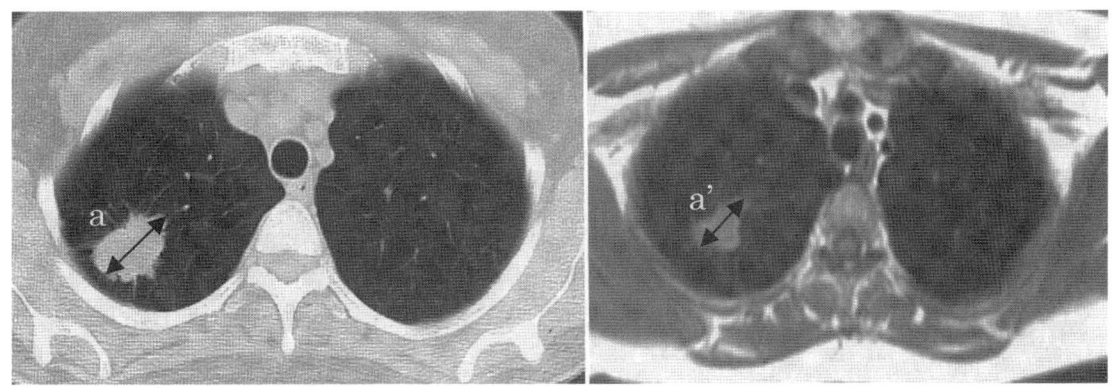

■ 그림13 ■

기에는 치료 개시 이후 최소 최장경의 합에 비해 종양의 증대가 불충분한 경우

SD의 경우는 프로토콜에서 정의한다. 시험 등록 후 최단기간(일반적으로 6~8주 이상)을 넘어 적어도 한 번은 측정치가 SD 기준을 충족하지 않으면 안 된다.

그림13을 참고로 구체적인 축소율 계산법을 표시했다. 왼쪽이 치료 전, 오른쪽이 치료 후라고 하면, (a-a')/a x 100= 축소율(%)이 된다. 덧붙여 측정가능 병변이 2병변(a와 b)이라고 하면 {(a+b)-(a'+b')}/ (a+b) x 100으로 병변이 3개소, 4개소라도 똑같이 계산한다. 부작용(Advers Events·AE)은 2009년 5월 미국 국립암연구소(NCI)의 암치료 평가프로그램 (CTEP)이 공표한 이상반응에 대한 일반적인 용어기준(CTCAE) v 4.0의 JCOG에서의 일역 〈유해사상(事象) 공통용어기준 v4.0 일본어역 JCOG 판〉(약칭: CTCAE v 4.0- JCOG)에 따라 기재하는 것이 표준이다. 따라서 저자 병원에서는 수지상세포 암백신치료에 AE를 사용하고 있다.

AE의 등급(Grades)과 관련, Grade는 AE의 중증도를 의미한다.

CTCAE에서는 등급 1~5를 다음의 원칙에 따라 정의하고 각 AE의 중증도의 설명을 개별적으로 기재하고 있다.

등급 1: 경증. 증상이 없거나 경도의 증상이 있다. 임상소견 또는 검사소견일 뿐, 치료는 필요없다

등급 2: 중등증. 최소한/국소적/ 비침습적 치료를 요하고 연령에 상응하는 신변 이외의 일

상생활 활동은 제한적

등급 3: 중증. 또는 의학적으로 중대하지만 즉시 생명을 위협하는 것은 아니다. 입원 또는 입원 기간의 연장을 요한다, 활동불능/ 동작불능, 신변의 일상생활 활동의 제한

등급 4: 생명을 위협하며 긴급처치를 요한다

등급 5: 부작용에 의해 사망

또한, 앞서 말한 신변 이외의 일상생활활동(instrumental ADL)은 식사 준비, 쇼핑, 전화 통화, 금전관리 등을 가리키고 신변의 일상생활활동(self care ADL)은 목욕, 착의, 탈의, 음식물 섭취, 화장실 사용, 약복용이 가능하며 누워 있는 상태가 아닌 것을 말한다.

아래(표13)에 CTCAE v4.0-JCOG부터 주요한 부작용을 발췌했다. 도움이 되면 좋겠다. 전체를 파악하려면 JCOG의 홈페이지에서 다운로드받을 것을 권한다.

Reference

1) http://www.jcog.jp/doctor/tool/recistvl1.html
2) http://ctep.cancer.gOv/protocolDevelopment/electronic_applications/ctc.nlm#ctc_40

■ 표13 CTCAE v4.0에 의한 부작용 ■

CTCAE v4.0 Term 일본어	Grade 1	Grade 2	Grade 3	Grade 4	Grade 5
빈혈	Hb 10.0 g/dL 이상	Hb 10.0~8.0 g/dL	Hb 8.0 g/dL미만	생명을 위협;긴급 처치를 필요로 함	사망
백혈구감소	기준치하한(LLN) ~ 3,000 /mm³	3,000~2,000 / mm³	2,000~1,000 / mm³	< 1,000 /mm³	–
림프구수 감소	기준치하한(LLN) ~ 800 /mm³	1,500~1,000 / mm³	1,000~500 / mm³	<500 /mm³	–
호중구수감소	기준치하한(LLN) ~ 1,500 /mm³	1,500~1,000 / mm³	1,000~500 / mm³	<500 /mm³	–
발열성호중구수 감소	–	–	호중구수<1,000/ mm³이며 38.3℃를 넘고 1시간을 넘는 계속되는 38℃ 이상의 발열	생명을 위협;긴급 처치를 필요로 함	사망
림프절 통증	가벼운 통증	중등도의 통증 일상생활의 제한	고도의 통증 일상생활의 제한	–	–
급성관동맥 증후군	–	증세가 있고 진행성 협심증;심근효소는 정상;순환상태는 안정	증세가 있고 불안정 협심증 또는 급성심근경색, 심근효소 이상있음 순환상태는 안정	증세가 있고 불안정한 협심증 혹은 급성심근경색, 심근효소 이상있음 순환상태는 불안정	사망
심장정지	심장이 정지됨; 내과적 관리 필요하나 긴급을 요하지 않음	–	–	생명을 위협;긴급 처치를 필요로 함	사망
심장멈춤	–	–	–	생명을 위협;긴급 처치를 필요로 함	사망
전정기관 장애	–	증세가 있으며 일상생활의 제한	고도의 증세가 있으며 일상생활의 제한	–	–
부신기능부전	증세없음;임상소견, 검사소견으로 치료를 요하지않음	중등도의 증세가 있고 의지적 치료를 필요로 함	고도의 장애가 있고 입원을 필요로 함	생명을 위협;긴급 처치를 필요로 함	사망
시신경 장애	증세없음;임상소견, 검사소견만임	안과질환으로 시력저하(0.5 이상)	안과질환으로 시력제한(0.5미만, 0.1을 넘음)	안과질환으로 실명(0.1 이하)	–
복통	가벼운 통증	중등도의 통증; 일상생활 동작 제한	고도의 통증; 일상생활 동작 제한	–	–
설사	평소와 비교해 4회/배변횟수 증가 평소와 비교해 인공항문에서 배설량이 가볍게 증가	평소와 비교해 4~6회/배변횟수 증가 평소와 비교해 인공항문에서 배설량이 중도로 증가	평소와 비교해 7회/배변횟수 증가 요실금;입원요함 평소와 비교해 인공항문에서 배출	생명을 위협;긴급 처치를 필요로 함	사망

항목	Grade 1	Grade 2	Grade 3	Grade 4	Grade 5
위계양	증세 없음; 임상소견, 검사소견으로 치료를 요하지 않음	증세 있음; 소화기관에 변화; 내과적 치료 필요, 일상생활의 제한	소화기 기능에 고도의 변화가 있음; TPN을 필요로 함 내시경을 요함, 일상생활의 제한	생명을 위협;긴급 외과적 처치를 필요로 함	사망
구토	식욕저하	현저한 체중감소, 탈수 또는 영향실조를 동반하지 않는 섭취량 감소	칼로리와 수분 섭취가 불충분; 관으로 영향섭취/TPN/입원을 필요로 함	–	–
피로	휴식하면 가벼워 가벼워질 정도의 피로	휴식에 의해 풀리지 않는 피로; 일상생활의 제한	휴식에 의해 풀리지 않는 피로; 일상생활의 제한	–	–
주사주위 반응	증상을 동반/동반하지않는 압통(예: 열, 홍조, 가려움증)	통증; 지방변성; 부종; 정맥염	궤양 또는 괴사 고도의 조직손상; 외과적 조치 필요	생명을 위협;긴급 처치를 필요로 함	사망
권태감	늘어지고 기운이 없음	늘어지고 기운이 없음; 일상생활의 제한			
다장기부전	–	–	고질소혈증과 산염기평형장애를 동반한 쇼크; 현저한 응고 장애	생명을 위협(예: 혈관수축제를 필요; 빈뇨/허혈성 장염/유산성 산중독	사망
알레르기 반응	일시적 홍조 또는 발진;<38℃의 약제열; 치료를 필요로 하지 않음	치료 또는 점적 중단 필요. 단, 증상에 대한 치료 (예: 항히스타민제, NSAIDs, 마약성 약제)에는 빠르게 반응; ≤24시간의 예방적 투약 필요	천연(예: 증상에 따른 치료 또는 단시간의 점적 중지에 대해 빠른 반응을 보이지 않음) 한번 개선해도 재발;속발증(예: 신장장애, 폐침윤)에 의한 입원 필요	생명을 위협;긴급 처치를 필요로 함	사망
아나필락시스	–	–	두드러기의 유무와 상관없이 증세를 보이는 기관지 경련; 비 경구적 치료를 필요;알레기에 의한 부종/혈관성 부종;혈압저하	생명을 위협;긴급 처치를 필요로 함	사망
사이토카인	가벼운 반응; 점적의 중단을 필요치 않음; 치료를 필요	치료 또는 점적 중단 필요. 단, 증상에 대한 치료 (예: 항히스타민제, NSAIDs, 마약성 약제, 정맥내 수액)에는 빠르게 반응; ≤24시간의 예방적 투약 필요	천연(예: 증상에 따른 치료 또는 단시간의 점적 중지에 대해 빠른 반응을 보이지 않음) 한번 개선해도 재발;속발증(예: 신장장애, 폐침윤)에 의한 입원 필요	생명을 위협;긴급 처치를 필요로 함	사망

ALT 증가	기준치상한(ULN)의 3배 미만	ULN의 3.0~5.0배	ULN의 5.0~20.0배	ULN의 20.0배 이상	-
ALP 증가	기준치상한(ULN)의 2.5배 미만	ULN의 2.5~5.0배	ULN의 5.0~20.0배	ULN의 20.0배 이상	-
AST 증가	기준치상한(ULN)의 3배 미만	ULN의 3.0~5.0배	ULN의 5.0~20.0배	ULN의 20.0배 이상	-
클레아틴 증가	베이스라인의 1~1.5배, 기준치상한(ULN)의 1~1.5배	베이스라인의 1.5~3.0배, ULN의 1.5~3.0배	베이스라인의 3.0배 이상, ULN의 3.0~6.0배	ULN의 6.0배 이상	-
불수의 운동	가벼운 증세가 있음	중등도의 증세가 있음; 일상생활 동작의 제한	고도의 증세가 있음; 일상생활 동작의 제한	-	-
신경통	가벼운 통증	중등도의 통증; 일상생활 동작의 제한	고도의 증세가 있음; 일상생활 동작의 제한	-	-

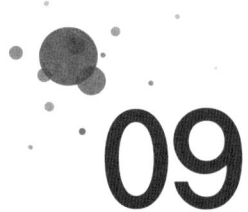

09 암 유전자검사의 새로운 시도

　악성종양, 즉 암은 현재 일본에서 사망 원인의 1위를 차지하고 있다. 그 이유는 암은 복수의 요인(유전자요인과 환경요인)에 의해 발생하고 조기 발견이 극히 어렵고 또한 진행된 후에는 좀처럼 완치하지 못하기 때문이다. 암 발병은 여러 단계의 모델이 나와 있다. 이미 알고 있는 유전자 이상과 더불어 최근 유전자공학의 진보에 따라 세포 분화에 영향을 주는 다른 유전자군 이상일 가능성이 시사되고 있다.[1] 여기에 암의 시작과 진행에 관여하는 암유전자의 존재가 명확해지고 있다.[2] 암환자의 치료효과 판정은 앞서 기술한 것처럼 화상진단을 중심으로 한 RECIST의 가이드라인에 의한 평가가 일반적이지만, 컴퓨터단층촬영(CT) 등에서 슬라이스마다 병변은 판명할 수 있어도 종양 전체 병변의 증감 판정은 곤란한 증례가 자주 있다. 유전자검사법은 치료 전후 암 관련 유전자군을 종합적으로 분석하는 것으로 치료 후 효과판정에 유용하다. 지금까지는 소수의 개별 유전자검사를 짜맞춘 유전자검사는 실용화되어 있지만 암 발생은 많은 유전자 이상이 관여하고 또 장기마다 그 조합이 다르기 때문에 암치료 효과에 대한 정확한 판정을 하기 위해서는 수많은 암관련 유전자군을 조사해 그들을 종합적으로 평가하는 시스템이 필요하다. 저자 병원에서는 치료 전후와 그 경과를 모니터링하기 위해 암유전자검사를 하고 있다. 우리 병원은 치료받은 환자를 10명 단위로 DNA칩을 만들고 다수의 유전자에 대해 발현 해석을 하여 분자표적 면역세포요법에 따른 효과를 분석하였기에 이를 소개한다.[22]

　대상 환자는 2008년 12월부터 2009년 1월에 걸쳐 구단병원에서 수지상세포치료법을 계속 받은 10명이었다(표14).

　유전자 해석 항목은 대표적인 두 가지였다.

(1) Free DNA 농도 분석

Free DNA 농도해석이란 혈장 내에 따로 떨어져 있는 DNA(Free DNA)의 농도를 측정하는 것으로 암의 위험성을 평가했다.(정상치 20ng/ml>)

■ 표14 환자배경(상태) ■

증례	연령	성별	원질환	stage	전 치료
1	77	여	점액성 췌암IPMN	IIB	없음
2	66	남	악성흑색종	IV	수술, 화학요법
3	68	여	유방암 폐전이	IV	없음
4	87	남	대장암	IV	수술
5	70	남	하인두암	IVA	화학요법, 방사선
6	61	여	유방암 폐전이	IV	수술, 화학요법, 방사선
7	69	여	점액성 췌암IPMN	IIB	없음
8	65	여	대장암 복막파종	IIIB	없음
9	61	여	진행성 위암	IIIA	없음
10	57	여	담관암	III	없음

■ 표15 발현분석을 행한 암관련유전자 ■

AFP, BAGE, bcl-2, CA-125, CALCA, CD44, CEA, CGA, c-kit, c-met, c-myc, COX2, CyclinD1, Cytokeratin-19, Cytokeratin-20, Cytokeratin-7, E2F1, E2F3, EEF1A2, EGFR, Evi-1, FGFR(K-sam), GAGE, Gli1, GPC3, HBV, HCCR, HCGbeta, HCV, Her-2/neu, HIF-1α, HnRNP A2/B1, HPV, hTERT, HTLV, L-myc, MAGE-A1, MAGE-A12, MAGE-A3.A6, MAGE-A4, mdm2, MDR-1, MMP-2, MMP-9, Mucin1, Mucin4, Mucin7, NCOA4, N-myc, NSE, ProGRP, PSA, PSMA, RCAS1, SCC, survivin, Thyroglobulin, VEGF-A, VEGF-C, WT-1

(2) 유전자 발현 해석

RT-PCR법을 사용해 백혈구의 단핵구(MNC)에 포함된 세포(암세포와 암세포를 둘러싼 빈식세포가 존재할 경우 이 분획에 포함)에 대하여 표15에 표시된 60종의 암 관련 유전자 발현비 수준을 검사해 암의 위험성을 평가한다. 발현비란 정상인과 피험자의 발현 수준비(피험자/ 정상인)를 수치로 나타낸 것이다.

유전자 발현 수: 분석한 암유전자 중, 유전자 발현해석 스코어 1 이상의 수

■ 표16 유전자 출현 분석 스코어 산출 ■

Score	유전자 출현레벨
0	~2.00
1	2.00~2.99
2	3.00~3.99
3	4.00~4.99
4	5.00~

■ 표17 수지상세포 요법에 의한 종양마커의 변화 ■

증례	치료효과	종양마커
1	SD	CA19-9 61.4→29.1
2	PD	없음
3	PR	없음
4	SD	CEA 7.9→77.2, CA19-9 28.3→142
5	PR	없음
6	PR	CA125 236→89
7	CR	없음
8	PR	CEA 401→250, CA19-9 44.7→26.9
9	PD	CA125 44.2→23.9
10	SD	없음

유전자 발현분석 스코어: 정상인의 암유전자 발현 레벨을 1.0으로 하여, 표16에 준해 점수화시켜 발현한 암유전자의 스코어를 합한 것이다.

Free DNA 농도분석 및 유전자 발현해석은 수지상세포요법을 계속 받은 10명의 환자를 분석하여 치료효과를 RECIST 가이드라인과 대비했다.

대상 환자 10명의 배경은 표14에 나타나 있다. 연령은 57세부터 87세까지이며, 평균연령은 68.1세로 10명 중 3명은 남성이다. 원발암은 소화기암을 중심으로 다양하다. 임상병기는 2기B에서 4기였으며 고령 혹은 합병증 등으로 이전 화학요법 치료가 불가능한 환자가 6명이었다. 수지상세포요법의 치료효과는 표17에 나타나 있다. RECIST의 가이드라인에 따르면 완전관해(CR) 1명, 부분관해(PR) 4명, 안정(SD) 4명, 진행(PD) 1명이었다. 유전자 발현해석 수치 및 유전자 발현 수는 표18에 있다. 10명 중 8명이 소실 혹은 개선됐다. 유전자 발현해석 평균수치는 치료 전 $5.1±4.3$으로부터 치료 후 $1.6±2.3$(p=0.041)(그림14)이며 또 유전자 발현 수는 치료 전 3.8 2.8로부터 치료 후 $0.9±1.3$(p=0.011)(그림15)으로 치료 전보다 유의미하게 개선됐다.

영상에서 암 진행자(PD)였던 증례1의 발현 암 유전자가 소실되었고 또한 1개월 후 CT에서 부분관해로 되었다. Free DNA 농도는 치료 전 진행암 평균치가 20ng/ml 이하로 기준치 내였고 치료 후에는 $18.8±5.6$ng/ml로부터 $17.6±10.6$ng/ml로 유의미한 차이는 없었다(그림

■ 표18 암관련 유전자의 변화 ■

증례		유전자 마커
1	치료전	RCAS1　1
	치료후	사라짐
2	치료전	survivin　1
	치료후	사라짐
3	치료전	CD44　1, c-myc　2, Mucin1　3, Mucin7　1, NSE　1, RCAS1　1, survivin　1
	치료후	NCOA4　4
4	치료전	CEA　1, HCG beta　1, Mucin1　3, Mucin7　2, NSE　1, surviving　3, VEGF-A　1, WT-1　1
	치료후	사라짐
5	치료전	survivin　1
	치료후	사라짐
6	치료전	c-myc　1, survivin　1
	치료후	사라짐
7	치료전	HCG beta　1, RCAS1　1
	치료후	CD44　1, c-myc　1, RCAS1　2, survivin　1
8	치료전	CEA　1, HCG beta　1, Mucin 1　3, Mucin 7　2, NSE　1, survivin　3, VEGF-A　1, WT-1　1
	치료후	사라짐
9	치료전	HCG beta　1, RCAS　1
	치료후	RCAS1　2, CD44　1, c-myc　1, survivin　1
10	치료전	Mucin 1　1, RCAS1　1
	치료후	survivin　4

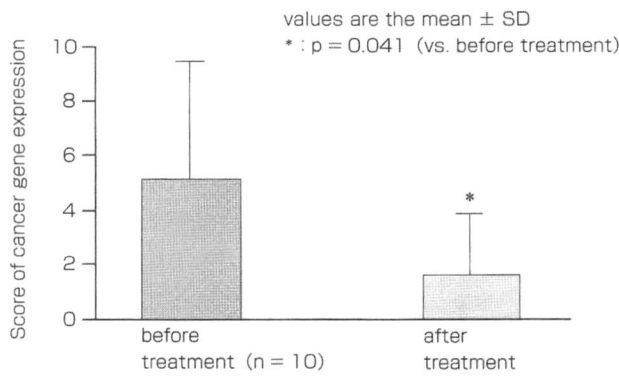

■ 그림14 수지상세포 치료요법에 의한 유전자발현 분석 스코어에 미치는 영향 ■

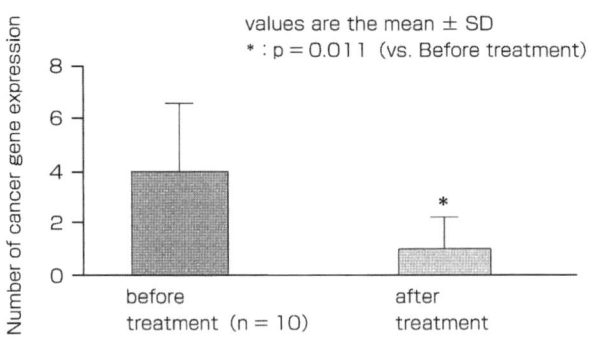

■ 그림15 수지상세포 치료에 의한 암관련 유전자수의 변화 ■

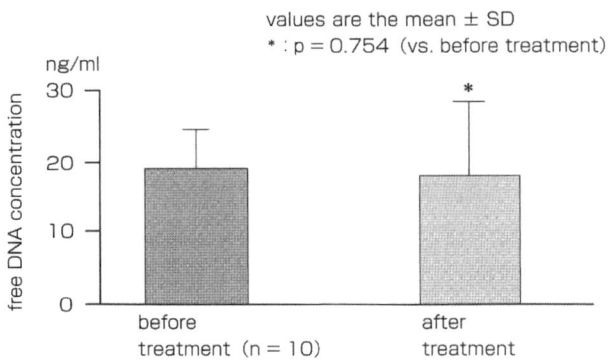

■ 그림16 수지상세포 치료에 의한 free DNA 농도변화 ■

16). 부분관해가 된 증례(症例) 3, 5, 6, 8의 암 관련 유전자가 줄고 있는 것에 비해 PD로 된 증례 2에서는 새로운 종양지표가 소실했고 증례 9에서는 CD44와 c-myc가 검출되어 임상효과를 어느 정도 반영하고 있다. 흥미로운 것은 증례 7은 CR과 관계없이 암 관련 많은 발현유전자가 변한 것이다. 영상진단에서는 발견되지 않은 잔존 암에 의해 면역도피를 반영하고 있을 가능성이 있다. 수지상세포 백신요법에 있어서 유전자 분석의 의미는 크다.

선천적 혹은 후천적 면역기구의 양쪽에 20년 이상의 암 면역치료 역사에서 암분자 표적치료인 수지상세포요법이 주목받고 있다.[3] 수지상세포는 항원을 인식하기 위해 말초조직에 분포하고 항원이 포착되면 수지상세포는 성숙되어 항원을 소량의 펩타이드로 쪼개 림프조직으로 이동한다.[4] 여기서 수지상세포는 펩타이드를 순수T세포에 제시하여 세포상해성T세포로 유도한다. 또 수지상세포는 순수T세포[5]와 기억B세포[6]를 자극하여 체액성면역을 야기한다. 여기에 덧붙여 수지상세포는 내츄럴킬러세포[7]와 내츄럴킬러T세포[8]를 활성화시킨다. 이와 같이 수지상세포는 많은 면역세포에 작용한다. 따라서 암백신요법에 핵심이다. 이제는 생체 외에서 수지상세포를 배양할 수 있어 수지상세포요법을 적용할 수 있게 되었다.

항원의 조정법, 이용방법, 수지상세포 투여법 등 각국에서 다양한 수지상세포 임상실험이 이루어졌다.[9-17] 종양특이성이 있는 세포상해성T세포가 유도되었는지 아닌지는 tetramer assay 또는 ELISPOT 검사법에서 판정할 수 있다.[18]

항원제시 기간을 연기시키려는 획기적인 시도로 펩타이드를 생물학적으로 무너뜨릴 수 있는 소량의 단구에 집어넣어 투여하는 것이 있다.[19]

암분자 표적요법의 논리적 근거는 종양의 성장과 진전에 열쇠가 되는 물질로의 정보전달을 차단하는 것이다. 수지상세포요법의 임상결과, 생물학적 효과는 종양평가기준(RECIST)에서 행해지고 있다.[20]

종양평가기준은 표적병변과 흉복수를 포함한 복잡한 룰에 따라 정해진다.

최소 평가가 가능한 병변은 CT에서 10mm 이상의 사이즈가 필요하고, CR, PR, SD 또는 PD 등으로 결과를 알기 쉬운 반면에 치료결과 판정기준으로 충분한지 의문으로 남는다. 신생혈관 저해약과 항혈관약과 같은 새로운 형식의 치료는 보다 복잡하다. 종양 크기는 변하지 않은 채 괴사와 공동화라는 명백히 유효한 케이스를 자주 볼 수 있다. 이때의 치료효과도 RECIST로 평가하지 않으면 안 된다. 분자 표적치료의 효과를 판정하는 적절한 형식이 바람직하고, 새로운 생물학적 표시가 기능적 암의 특정한 분자를 영상으로 해석할 수 있는 모색이 필요하다.

기능적인 암의 특정분자를 영상으로 처리할 수 있으면 종양 내부의 분자적인 움직임을 감시할 수 있을지도 모른다.[21] 암 유전체학을 활용해 종양표지에서는 알 수 없는 실시간의 변화를 알 가능성이 있다. 이번 연구는 10명의 다른 암 종류에 수지상세포요법을 적용해 임상효과와 암 관련 유전자의 상관관계를 확인했다. 한편 치료 후 전혀 다른 암유전자로 변화된 사례가 있어 흥미롭다. 증례 2에서는 암유전자가 종양의 진행에 관여하고 있는 것을 보아 계속 치

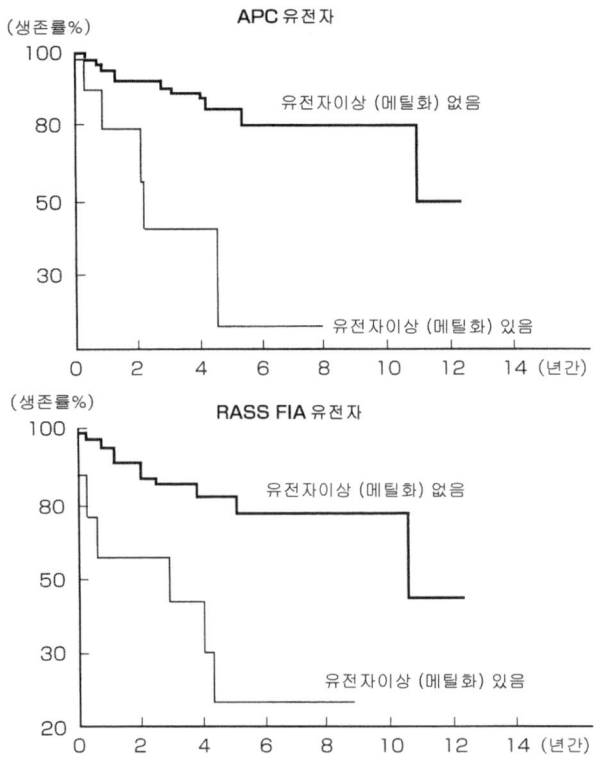

■ 그림17 유방암의 유전자 메틸화에 의한 예후 예측 ■

료하면 종양이 축소될 가능성이 있다고 생각된다. 종양 항원의 출현은 유전자변이에 의한 새로운 항체가 결합하는 항원의 부위(에피토프) 출현, 암관련 유전자의 활성화, 분화에 관련된 유전자의 활성화, 유전자의 과잉발현 등에 의한 것을 열거할 수 있다.

이번 결과는 이들 이상유전자를 가진 종양세포의 퇴출을 의미하고, 암유전자 발현해석은 암의 증식을 반영하고 있다고 여겨진다. 세포가 암이 될 때, 정상세포가 가진 본래의 정교하고 치밀한 증식통제기구의 파탄과 그 책임분자에 관계하는 기초적 이해는 암유전자, 암억제 유전자의 확인과 기능해석의 연구 발전에 힘입어 깊어지고 있다. 개개의 암 유전자이상의 상세한 내용이 규명되고 있으며, 저자 병원에서 60종류의 암관련 유전자 발현비 수준검사는 보다 포괄적으로 암의 진전, 변이 및 퇴출을 보여 주고 있어 암 진단뿐 아니라 치료와 예방에 혁신적인 길을 열 것으로 기대한다. 그림17은 유전자의 메틸화 예후판정을 위한 바이오마커로서 그 유용성을 나타내고 있다.[25]

Reference

1) Hanahan D, Weinberg RA : The hallmarks of cancer. Cell100 : 57-70, 2000.

2) Stephanie Gout, Jacques Huot : Role of Cancer Microenvironment in Metastasis : Focus on Colon Cancer. Cancer Microenvironment 1 : 69-83, 2008.

3) Banchereau J, Steinman RM : Dendritic cells and the control of immunity. Nature 392 : 245-252, 1998.

4) Mellman I, Steinman RM : Dendritic cells : specialized and regulated antigen processing machines. Cell106 : 255-258, 2001.

5) Caux C, Massacrier C, Vanbervliet B, Dubois B, Durand I, Celia M, Lanzavecchia A, Banchereau J : $CD34^+$ hematopoietic progenitors from human cord blood differentiate along two independent dendritic cell pathways in response to granulocyte-macrophage colony-stimulating factor plus tumor necrosis factor II. Functional analysis. Blood 90 : 1458-1470, 1997.

6) Jego G, Palucka AK, Blanck JP, Chalouni C, Pascual V, Banchereau J : Plasmacytoid dendritic cells induce plasma cell differentiation through type I interferon and interleukin 6. Immunity 19 : 225-234, 2003.

7) Fernandez NC, Lozier A, Flament C, Ricciardi-Castagnoli P, Bellet D, Suter M, Perricaudet M, Tursz T, Maraskovsky E, Zitvogel L : Dendritic cells directly trigger NK cell functions : cross-talk relevant in innate antitumor immune responses in vivo. Nature Med 5 : 405-411, 1999.

8) Kadowaki N, Antonenko S, Ho S, Rissoan MC, Soumelis V, Porcelli SA, Lanier LL, Liu YJ : Distinct cytokine profiles of neonatal natural killer T cells after expansion with subsets of dendritic cells. J Exp Med 193 : 1221-1226, 2001.

9) Figdor CG, de Vries IJ, Lesterhuis WJ, Melief CJ : Dendritic cell immunotherapy : mapping the way. Nat Med 10 : 475-480, 2004.

10) Turtle CJ, Hart DN: Dendritic cells in tumor immunology and immunotherapy. Curr Drug Targets 5 : 17-39, 2004.

11) Engleman EG : Dendritic cell-based cancer immunotherapy. Semin Oncol 30 . ZJ -29, 2003.

12) Chang DH, Dhodapkar MV: Dendritic cells and immunotherapy for cancer. Int J

Hematol 77 : 439-443, 2003.

13) Schuler G, Schuler-Thurner B, Steinman RM : The use of dendritic cells in cancer immunotherapy. Curr Opin Immunol 15 : 138-147, 2003.

14) O'Neill DW, Adams S, Bhardwaj N : Manipulating dendritic cell biology for the active immunotherapy of cancer. Blood 104 : 2235-2246, 2004.

15) Conrad C, Nestle FO : Dendritic cell-based cancer therapy. Curr Opin Mol Ther 5 : 405-412, 2003.

16) Nestle FO, Banchereau J, Hart D : Dendritic cells: On the move from bench to bedside. Nat Med 7 : 761-765, 2001.

17) Ridgway D : The first 1000 dendritic cell vaccinees. Cancer Invest 21 : 873-886, 2003.

18) Romero P, Cerottini JC, Speiser DE : Monitoring tumor antigen specific T cell responses in cancer patients and phase I clinical trials of peptide-based vaccination. Cancer Immunol Immunother 53 : 249-255, 2004.

19) Waeckerle-Men Y, Scandella E, Uetz-Von Allmen E, Ludewig B, Gillessen S, Merkle HP, Gander B, Groettrup M : Phenotype and functional analysis of human monocyte-derived dendritic cells loaded with biodegradable poly(lactide-co-glyco-lide) microspheres for immunotherapy. J Immunol Methods 287 : 109-124, 2004.

20) Therasse P, Arbuck SG, Eisenhauer EA, Wanders J, Kaplan RS, Rubinstein L, Verweij J, Van Glabbeke M, van Oosterom AT, Christian MC, Gwyther SG : New guidelines to evaluate the response to treatment in solid tumours : European Organization for Research and Treatment of Cancer, National Cancer Institute of the United States, National Cancer Institute of Canada. J Natl Cancer Inst 92 : 205-216, 2000.

21) Floyd E, McShane TM : Development and use of biomarkers in oncology drug

development. Toxicol Pathol 32 (Suppll) : 106-115, 2004.

22) Kawasaki H. Potential 01 application for cancer gene diagnosis using circulating nucleic acids(Free DNA) and Peripheral Blood Mononuclear Cells (PBMCs). Int J Integrative Med 2 (1) : 43-51, 2010.

23) 秋山真一郎, 阿部博幸：癌関連遺伝子マーカーによる分子標的免疫細胞療法の治療効果判定に関する研究. Int J Integrative Med 2 (1) : 141-146, 2010.

24) Kawasaki H, Akiyama S, Hamaya K, Abe H : DNA methvlation and cancer. Int J Integrative Med 3 (1) : 36-45, 2011.

25) Muller HM, Widschwendter A, Fiegl H, Ivarson L, Goekel G, Perkmann E, Marth C, Widschwendter M : Cancer Res 63 : 764?-7645, 2003.

26) Kawasaki H, Akiyama S, Hamaya K, Abe H : DNA aberrant methylation in cancer : Its role and function. 11th International Congress of integrative Medicine, July 17-18, 2010 Tokyo, Japan.

10 지금까지 면역치료요법의 성과

암 면역요법의 역사 중 비특이적인 면역요법은 1891년 메모리얼 슬로언 케터링암센터(미국 뉴욕)의 악성육종환자 의무기록에 나타난 '중증 세균감염 치유 후 종양의 자연퇴출'에 착안해 외과의사 콜린 박사가 '세균의 독소'를 보고한 것이 최초이다.[1)2)] 그 후 콜린 박사팀은 40년에 걸쳐 수술이 불가능한 암환자 1,000명 이상에게 투여하여 골종양, 연부조직종양에 효과를 보았다. 당시에는 화학요법과 방사선요법이 대두되었던 시대이고 과학적 검증이 없었기 때문에 많은 의사들이 반론을 제기했다. 하지만 그의 공적은 컸고, 면역요법의 아버지라는 이름이 부끄럽지 않게 되었다. 그 후 1960년대에 면역반응에 관여하는 세포가 발견되었고, 1980년대 미국국립위생연구소(NIH)의 로젠버그 박사가 면역세포요법을 최초로 시작했다. 림포카인 활성화세포(LAK)는 일본에서도 1980년대 후반부터 국립암센터, 도쿄대학 의과학연구소 등에서 임상에 응용되어 왔다.[3)] 그리고 1990년대부터 NK세포요법을 적용했고, 1998년 네덜란드에서 면역조절물질로 잘 알려진 α-GalCer를 정맥 내에 투여하는 치료가 행해졌지만 심각한 부작용은 없었다.[4)]

2000년경부터는 Vα24 invariant 사슬의 T세포수용체, TCR을 보유하는 NKT세포치료가 임상에 제공되었다. 기존 치료로 효과를 보지 못하던 각종 암환자에 대해 SD(안정) 비율이

■ 표19 NK 요법 임상효과 ■

Author	Diagnosis	Study Design	Antitumor effect
Ishikawa E, et al	malignant glioma	(16 courses)	3 PR, 2 MR, 4 NC and 7 PD
Krause SW, et al	colon(11), lung(1)	$0.1 \sim 1.5 \times 10^9$ 1~5 cycles	1 SD, 8 PD and 3 ne
Iliopoulou EG, et al	NSCLC (16)	2×10^{11} 2~4 cycles	2 PR, 6 SD and 8 PD

ne : not evaluable

■ 표20 NKT 치료 임상효과 ■

Author	Diagnosis	Study Design	Antitumor effects
Motohashi S et al	NSCLC (6)	harvested NKT cells day 14 $1 \times 10^7/m^2$ 　　 21 $5 \times 10^7/m^2$	SD (4)
Giaccone G et al	melanoma (3)　stomach (2) esophagus (3)　lung (2) breast (2)　kidney sarcoma (2) thymus (2)　Bladder (1) head&neck (2)　Pancreas (1) Prostate (1)　CBD (1)	α-GalCer (50, 150, 300, 600, 1,200, 2,400, 4,800 $\mu g/m^2$) day 1, 8, 15/28days	SD (7)
Ishikawa A, et al	NSCLC (11)	α-GalCer pulsed DC i.v. 　DC 5×10^7 　　　2.5×10^8 　　　1×10^9 1st DC 1, 2, 3 w 2nd DC 8, 9 w 3rd DC 14, 15 w	SD (3)
Nieda M, et al	breast (1)　kidney (2) lung (2)　peritoneal (2) colon (1)　prostata (1) liver (1)　melanoma (1)	α-GalCer pulsed MoDc i.v. 5×10^6 day 1, 15	extensive necrosis(1) tumor marker 　decrease (2)
Chang DH, et al	myeloma (3) anal (1) kidney (1) kidney (1)	1st DC α-GalCer (0) 　　　　DC 5×10^5 2nd DC α-GalCer pulsed 　　　　DC 5×10^5 3rd DC α-GalCer pulsed 　　　　DC 5×10^5	reduction serum M 　protein (1) urinary M protein (2) SD (2)

20.0%~33.0%로 높아진 것은 특별한 가치가 있다. 표19는 NK요법의 항종양효과를[5)~7)], 표20은 NKT요법의 항종양효과를 나타내고 있다. 모토하시 박사는 NKT치료법과 수지상세포를 투여해 내인성의 NKT세포를 활성화시키는 방법을 보고했다.[8)~12)]

표21은 펩타이드요법의 효과를 정리했다. 신체에 직접 암항원으로 펩타이드를 투여하면 진피에 존재하는 수지상세포가 가까운 임파절로 이동해 항원을 제시하는 치료법이다. 이 요법은 항원을 간단히 얻을수 있지만 앞으로 치료효과를 향상시키기 위해서 항원의 질과 양 외에 효율적인 CTL의 유도를 모색할 필요가 있다.

수지상세포요법은 앞서 말한 것처럼 단구를 성분채혈로 채집하여 GM-CSF, IL-4를 추가하여 미숙한 수상세포로 분화시킨 후 CD40L, TNF-α 등으로 성숙시켜 펩타이드를 얻은 후 림프절 근방에 투여하는 것이다(41면, 그림12 참조). 그 후 림프절로 이동한 수지상세포는 림

■ 표21 펩티드 치료 효과 ■

Cancer type	Vaccine	adjuvant	Total patients	CR + PR%	CP + PR + SD %	Reference	
Melamona	Tyrosinase GM-CSF		16	0.0	6.3	J Immunother	2000
Melamona	MART-1, IL-12, Influ.		28	7.1	28.6	Cancer Immun	2003
Cervix	HPV16E7		17	0.0	11.8	Eur J Cancer	1999
Solid tumors Rets	DETOX		15	0.0	0.0	J Immunother	1999
Melanoma, Breast Ca, Ovarian Ca	NY-ESO-1		12	0.0	41.7	PNAS	2000
RCC	personalized peptides	IFA	10	0.0	10.0	Cancer Sci	2007
Melanoma	personalized peptides	IFA	11	0.0	0.0	J Immunother	2007
Prostate	personalized peptides	IFA	10	0.0	0.0	Prostate	2007
Pancreas	personalized peptides	IFA	11	0.0	0.0	Oncol Rep	2005
Prostate	personalized peptides	IFA	14	0.0	0.0	Prostate	2005
Colorectal	personalized peptides	IFA	10	0.0	10.0	Br J Cancer	2004
Gynecologic	personalized peptides	IFA	14	0.0	21.4	J Immunother	2004
Lung	Cyclophilin B	IFA	16	0.0	0.0	J Immunother	2002
Breast	Survivin	IFA	14	0.0	14.3	J Trans Med	2008
Colorectal	Survivin	IFA	17	0.0	11.8	J Trans Med	2004

■ 표22 수지상세포 치료 효과 ■

Author	Diagnosis	Antitumor effects
Roddie H, et al [13]	Acute Myeloid Leukemia	22중에서 CR 2
Timmerman JM, et al [14]	B-cell lymphoma	28중에서 CR 5 PR 7
Noerregaard LE, et al [15]	melanoma	626중에서 CR 20 PR 37
Sadanaga N, et al [16]	gastric cancer	6중에서 PD 6
Iwashita Y, et al [17]	primary liver cancer	10중에서 PR 1

■ 표23 수지상세포 품질기준 ■

혈청을 포함하지 않은 배치에서 배양이 바람직하다
세균과 진균에 의한 감염이 아님
80%이상의 순도에서 수지상세포가 존재
수지상세포의 형태(돌기모양)로 있을 것 (loosely attached, veiled, and clustered cells)
수지상세포의 phenotype CD83+ CD80+ CD86+ MHC class I + MHC class II + CCR7+
생세포율이 70%이상일 것
수지상세포에 인공항원을 넣어 T세포에 의해 세포상해 활성과 사이토카인 생성이 확인 될 것

프절 안에서 순수T세포에 펩타이드 정보를 전달해 CTL로 유도한다. 수지상세포요법이 펩타이드요법에 비해 주효한가 아닌가는 흑색종으로 검증된 총설이 있는데 치료효과는 수지상세포요법이 높게 나타나고 있다.[15] 표22에 수지상세포요법의 효과를 나타냈다. 예전의 면역세포치료보다 치료효율이 높고 2010년 현재 최고의 면역세포요법이라고 해도 과언이 아니다.

■ 표24 각종 암에 대한 수지상세포 요법의 치료성적 ■

암종류	환자수	CR (%)	PR (%)	SD (%)	PD (%)	(%) 계
식도암	10	0	20.0	10.0	70.0	100
위 암	24	0	16.7	20.8	62.5	100
대장암	9	0	22.2	44.4	33.3	100
간 암	8	12.5	25.0	12.5	50.0	100
췌장암	18	5.6	27.8	38.9	27.8	100
폐 암	14	7.1	21.4	42.9	28.6	100
유방암	21	0	9.6	33.3	57.1	100
부인과계	3	0	0	33.3.	66.6	100
악성림프종	3	33.3	0	0	66.6	100
전립선암	10	0	60.0	20.0	20.0	100
갑상선암	3	0	0	0	100	100
악성흑색종	4	0	0	0	100	100
계 (예)	127	4	26	34	63	100
계 (%)		3.1	20.5	26.8	49.6	100%

수지상세포요법은 (1)배양지가 다르고 (2)단구로부터 미숙한 수지상세포를 더욱 더 성숙한 수지상세포를 만드는 방법과 시설들 사이에 배양방법이 다름에 따라 단구 투여 수지상세포 수가 다르다. 이에 따라 〈네이처 메디신〉에서는 수지상세포요법의 수지상세포 품질에 기준을 요구하고 있다(표23).

수지상세포요법의 수지상세포 투여 부위는 피내와 피하가 정맥 내보다 우수하다는 보고가 있다.[15] 또 투여된 수지상세포를 효율적으로 소속 림프절에 유도시키는 방법으로 툴형 수용체 작용제와 염증성 사이트카인을 항원보강제로 투여하는 것이 있다.[18][19]

표24는 지금까지 저자 병원에서 수지상세포치료를 1사이클 이상 끝낸 환자의 치료성적을 정리했다. 표22의 다른 시설과 비교해서 주효율이 높은 것은 1회 투여한 수지상세포 수가 1×10^7이고, 펩타이드로 WT-1, MUC-1라는 암줄기세포에 높게 발현하여 통상의 암세포에도 높게 발현하는 펩타이드를 사용한 것(23면 그림6 참조)이 요인이라고 생각된다. 부작용의 경우 부작용평가기준(CTCAE) Version4.0을 적용한 결과 등급 2 이상은 약 2% 알러지반응에 그쳐 안정성이 매우 높았다.

면역도피기구는 조절성 T세포 $CD4^+$ $CD25^+$ (Treg)의 증가, 종양세포인 MHC클래스 발현 저하, 암 조직에서 생성되는 각종 면역억제물, Th1/Th2 밸런스에서의 Th2 우위 등을 들 수 있다.[20] 특히 조절T세포의 증가가 열쇠이므로 저자 병원에서는 조절T세포를 제어하는 것에 주목하고 있다. 조절T세포 수와 기능을 떨어뜨리기 위해 다음에 기술하는 싸이톡신, 젬시타빈 등의 항암제 병용과 백신치료 전에 방사선치료와 온열요법을 실시하고 있다.

우리 병원에서는 면역치료에 장애가 되는 암의 혈관신생과 면역도피에 주목해 소량의 항암제에 의한 메트로놈요법을 적용하고 있다. 많은 항암제는 항혈관신생효과가 있고 이 작용이 항종양효과에 관계돼 있을 가능성이 있다.[18] 일반적인 화학요법은 독성이 강한 최대 내용량(MTD)을 투여하지만 치료를 반복할 경우 2~3주의 약복용 중단이 필요하다. 그런데 혈관신생억제 효과를 얻을 수 있도록 항암제를 메트로놈처럼 급성 독성없이 장기간 투여하는 것(소량씩 여러 번, 예를 들면 매일 혹은 1주에 수 회씩 또는 매주)이 가능하게 되었다. 메트로놈요법은 유혈중(流血中) 혈관 내 피전구세포를 지속적으로 억제하여 내인성 혈관신생억제물질인 트롬보스폰틴1(TSP1)의 생성을 증가시켜 혈관신생을 억제한다.[21] TSP1은 내피의 CD36 수용체와 결합해 내피 증식억제와 세포자살을 일으킨다. 또 혈관 내피세포 증식인자 VEGF와 결합해 이것을 불활성화시킨다. 또 항암제 시클로포스파미드(cyclophosphamide)에 의해 TSP1이 유도된 것도 알려져 있다. 메트로놈 화학요법의 항혈관신생효과로서 혈관 내피는 유전자적으로 안정되고 약제 내성을 나타내는 암세포 같이 유전자변이 없이 장기간 약제를 사용할 수 있다. 쥐 모델에 항암제 시클로포스파미드 MTD 투약효과를 보면 종양혈관 내피가 최초로 세포자살을 일으키고 MTD 체약 기간에 손상된 종양혈관이 복구된다. 시클로포스파미드를 소량으로 매일 투여하면 내피 손상 복구 기회는 줄고 화학요법 약의 항혈관신생효과는 비가역적으로 쌓이게 된다는 보고에 기인하고 있다.[21]

메트로놈요법의 임상시험은 표25에 나타나 있다. 많은 항암 프로토콜은 연일 시클로

■ 표25 저용량 항암제치료의 임상실험 ■

원질환	치료
악성흑색종	treosulfan 500mg + rofecoxib 25mg
전립선암	cyclophosphamide 50mg + dexamethasone 1 mg
유방암	cyclophosphamide 50mg + methotrexate 2 /W
간 암	cyclophosphamide 50mg + celecoxib 800mg
췌장암	cyclophosphamide 50mg + celecoxib 800mg

(Kerbel RS, et al : Nat Rev Cancer, 2004[21] 에 개정)

포스파미드를 사용하고 있다. 몇몇 프로토콜에서는 항암제 메토트렉세이트(methotrexate)가 주 2회 더 사용되고 있다. 표적치료제로는 세포 단백질분해효소인 사이클로옥시지나제-2(COX-2) 억제약인 세리콕시브(celecoxib)를 매일, 혹은 항VEGF 모노크로날 항체(bevacizumab)를 2주에 1회 사용되고 있다.

암의 면역도피에 조절성T세포 $CD4^+$ $CD25^+$가 중요한 역할을 담당하고 있는데, 시클로포스파미드는 $CD4^+$ $CD25^+$를 줄이는 것을 알 수 있다.[22]

쥐를 실험모델로 각종 항암제가 $CD4^+$, $CD25^+$에 주는 영향을 검토한 결과는 그림18에 나타나 있다. 항암제 시클로포스파미드 30mg/kg i.p.〉MTX 2 mg/kg i.v 〉 anti-CD25 mAb 1mg i.p였다.[21] 그 밖에 항암제 5-FU, 빈플라스틴(vinblastine), 독소루비신(doxorubicin), 시스플라틴(cisplatin), 6α-methylpredonisolone, 항 CD25 mAb에 의한 $CD4^+$ $CD25^+$ 영향을 검토했는데 시클로포스파미드와 엠티엑스의 억제효과가 다른 약제보다 높게 나오고 있다.

우리는 면역력 저하를 줄일 목적으로 면역세포요법을 실시하는 중에 될 수 있는 한 시클로포스파미드, 엠티엑스, 세리콕시브를 병용하고 있으며, 표24와 같이 양호한 결과를 얻고 있

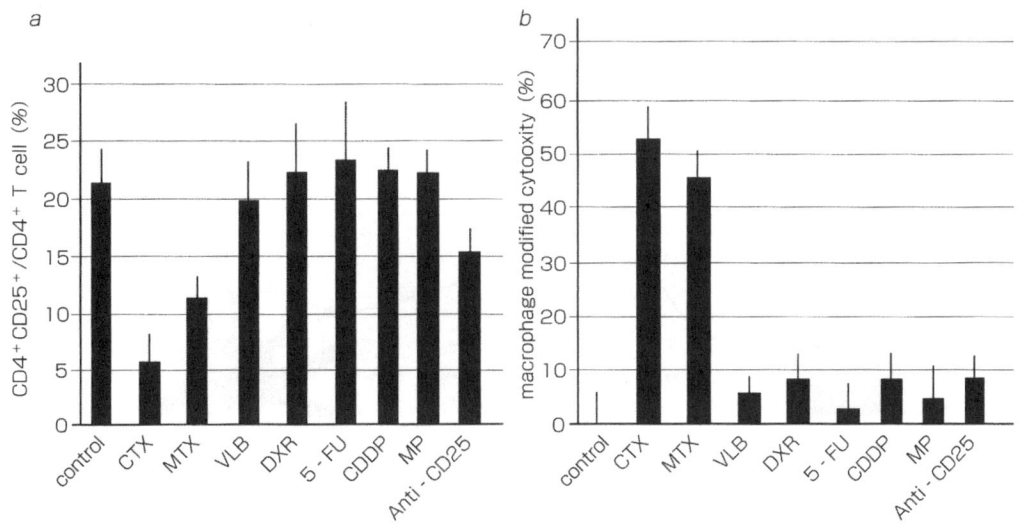

■ 그림18 각종 항암제에 의한 조절성 T세포 $CD4^+$ $CD25^+$의 영향(Ref.22부터 개정) ■
(European Journal of Immunology, Volume 34/Issue 2 by Ghiringhelli F, et al., Copyright 2004 by John Wiley and Sons, Inc. Reprinted by permission of John Wiley and Sons, Inc. via CCC's Rightslink.)

다.

본장 마지막으로 상호작용에 대해 말하자면(그림19) 수지상세포는 NK세포를 자극해 IFN-γ를 생성하여 방출시키는 것을 알 수 있다.[22,23] 또한 NK세포는 수지상세포의 성숙을 재촉하는 것도 알 수 있으며,[24,25] 이를 IFN-γ, IL-12를 통한 상호작용이라 부르고 있다.[23,25,26]

암면역세포요법이라는 복잡한 작용기구가 매력적인 치료법이라고 생각되는 것은 저자만은 아닐 것이다. 앞으로 사용 가능한 펩타이드가 더 늘어 치료성적이 향상될 것을 기대한다.

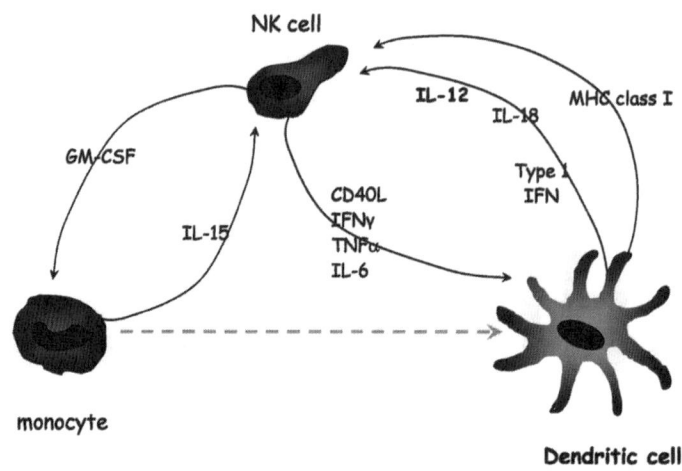

■ 그림19 수지상세포와 NK세포에 의한 cross - talk ■

Reference

1) William B. Coley: A preliminary note on the treatment of inoperable sarcoma by the toxic product of erysipelas. Post-graduate 8 : 278-286, 1893.

2) Wiemann B, Starnes CO:Coley's toxins, tumor necrosis factor and cancer research : a historical perspective. Pharmacol Ther 64 : 529-564, 1994.

3) Rosenberg SA, Lotze MT, Muul LM, Leitman S, Chang AE, Ettinghausen SE, Matory YL, Skibber JM, Shiloni E, Vetto JT, et al:Observations on the systemic administration of autologous lymphokine-activated killer cells and recombinant

interleukin-2 to patients with metastatic cancer. N Engl J Med 5 ; 313 : 1485-1492, 1985.

4) Giaccone G, Punt CJ, Ando Y, Ruijter R, Nishi N, Peters M, von Blomberg BM, Scheper RJ, van der Vliet HJ, van den Eertwegh AJ, Roelvink M, Beijnen J, Zwierzina H, Pinedo HM : A phase I study of the natural killer T-cell ligand α-galactosylceramide (KRN7000) in patients with solid tumors. Clin Cancer Res 8 : 3702-3709, 2002.

5) Ishikawa E, Tsuboi K, Saijo K, Harada H, Takano S, Nose T, Ohno T : Autologous natural killer cell therapy for human recurrent malignant glioma.. Anticancer Res 24 (3b) : 1861-1871, 2004.

6) Krause SW, Gastpar R, Andreesen R, Gross C, Ullrich H, Thonigs G, Pfister K, Multhoff G . Treatment of colon and lung cancer patients with ex vivo heat shock protein 70-peptide-activated, autologous natural killer cells : a clinical phase I trial. Clin Cancer Res 1 ; 10(11) : 3699-3707, 2004.

7) Iliopoulou EG, Kountourakis P, Karamouzis MV, Doufexis D, Ardavanis A, Baxevanis CN, Rigatos G, Papamichail M, Perez SA : A phase I trial of adoptive transfer of allogeneic natural killer cells in patients with advanced non-small cell lung cancer. Cancer Immunol Immunother 59 (12) : 1781-1789, 2010.

8) Motohashi S, Ishikawa A, Ishikawa E, Otsuji M, Iizasa T, Hanaoka H, Shimizu N, Horiguchi S, Okamoto Y, Fujii S, Taniguchi M, Fujisawa T, Nakayama T : A phase I study of in vitro expanded natural killer T cells in patients with advanced and recurrent non-small cell lung cancer. Clin Cancer Res 12 : 6079-6086, 2006.

9) Motohashi S, Nakayama T: Clinical applications of natural killer T cell-based immunotherapy for cancer. Cancer Sci 99 : 638-645, 2008.

10) Ishikawa A, Motohashi S, Ishikawa E, Fuchida H, Higashino K, Otsuji M, Iizasa T, Nakayama T, Taniguchi M, Fujisawa T: A phase I study of alpha-galactosylcer-

amide(KRN7000)-pulsed dendritic cells in patients with advanced and recurrent non-small cell lung cancer. Clin Cancer Res 11 : 1910-1917, 2005.

11) Nieda M, Okai M, Tazbirkova A, Lin H, Yam aura A, Ide K, Abraham R, Juji T, Macfarlane DJ, Nicol AJ : Therapeutic activation of Valpha24$^+$ Vbetal1$^+$ NKT cells in human subjects results in highly coordinated secondary activation of acquired and innate immunity. Blood 103 : 383-389, 2004.

12) Chang DH, Osman K, Connolly J, Kukreja A, Krasovsky J, Pack M, Hutchinson A, GellerM, LiuN, Annable R, Shay J, Kirchhoff K, Nishi N, Ando Y, Hayashi K, Hassoun H, Steinman RM, Dhodapkar MV : Sustained expansion of NKT cells and antigen-specific T cells after injection of alpha-galactosyl_ceramide loaded mature dendritic cells in cancer patients. J Exp Med 201 : 1503-1517, 2005.

13) Roddie H, Klammer M, Thomas C, Thomson R, Atkinson A, Sproul A, Waterfall M, Samuel K, Yin J, Johnson P, Turner M : Phase I/I I study of vaccination with dendritic-like leukaemia cells for the immunotherapy of acute myeloid leukaemia. Br J Haematl 133 : 152-157, 2006.

14) Timmerman JM, Czerwinski DK, Davis TA, Hsu FJ, Benike C, Hao ZM, Taidi B, Rajapaksa R, Caspar CB, Okada CY, van Beckhoven A, Liles TM, Engleman EG, Levy R : Idiotype-pulsed dendritic cell vaccination for B-cell lymphoma : clinical and immune responses in 35 patients. Blood 99 : 1517-152o, 2002.

15) Engell-Noerregaard L, Hansen TH, Andersen MH, Thor Straten P, Svane IM : Review of clinical studies on dendritic cell-based vaccination of patients with malignant melanoma: assessment of correlation between clinical response and vaccine parameters. Cancer Immunol Immunother 58 : 1-14, 2009.

16) Sadanaga N, Nagashima H, Mashino K, Tahara K, Yamaguchi H, Ohta M, Fujie T, Tanaka F, Inoue H, Takesako K, Akiyoshi T, Mori M : Dendritic cell vaccination with MAGE peptide is a novel therapeutic approach for gastrointestinal carci

nomas. Clin Cancer Res 7 (8) : 2277-2284, 2001.

17) Iwashita Y, Tahara K, Goto S, Sasaki A, Kai S, Seike M, Chen CL, Kawano K, Kitano S : A phase I study of autologous dendritic cell-based immunotherapy for patients with unresectable primary liver cancer. Cancer Immunol Immunother 52 : 155-161, 2003.

18) Nair S, McLaughlin C, Weizer A, Su Z, Boczkowski D, Dannull J, Vieweg J, Gilboa E : Injection of immature dendritic cells into adjuvant-treated skin obviates the need for ex vivo maturation. J Immunol171 : 6275-6282, 2003.

19) Martin-Fontecha A, Sebastiani S, Hopken UE, Uguccioni M, LippM, Lanzavecchia A, Sallusto F: Regulation of dendritic cell migration to the draining lymph node : impact on T lymphocyte traffic and priming. J Exp Med 198 : 615-621, 2003.

20) Wilczynski JR, Duechler M : How do tumors actively escape from host immuno-surveillance ? Arch Immunol Ther Exp (Warsz) 58 (6) : 435-448, 2010.

21) Kerbel RS, Kamen BA : The anti-angiogenic basis of metronomic chemotherapy. Nat Rev Cancer 4 : 423-436, 2004.

22) Ghiringhelli F, Larmonier N, Schmitt E, Parcellier A, Cathelin D, Garrido C, Chauffert B, Solary E, Bonnotte B, Martin F : $CD4^+$ $CD25^+$ regulatory T cells suppress tumor immunity but are sensitive to cyclophosphamide which allows immunotherapy of established tumors to be curative. Eur J Immunol 34 : 336-344, 2004.

23) Yu Y, Hagihara M, Ando K, Gansuvd B, Matsuzawa H, Tsuchiya T, Ueda Y, Inoue H, Hotta T, Kato S : Enhancement of human cord blood $CD34^+$ cell-derived NK cell cytotoxicity by dendritic cells. J Immunol166 : 1590-1600, 2001.

24) Piccioli D, Sbrana S, Melandri E, Valiante NM : Contact-dependent stimulation and inhibition of dendritic cells by natural killer cells. J Exp Med 195 : 335-341,

2002.

25) Gerosa F, Baldani-Guerra B, Nisii C, Marchesini V, Carra G, Trinchieri G : Reciprocal activating interaction between natural killer cells and dendritic cells. J Exp Med 195 : 327-333, 2002.

26) Fernandez NC, Lozier A, Flament C, Ricciard I Castagnoli P, Bellet D, Suter M, Perricaudet M, Tursz T, Maraskovsky E, Zitvogel L : Dendritic cells directly trigger NK cell functions : cross-talk relevant in innate anti-tumor immune responses in vivo. Nat Med 5 : 405-411, 1999.

11 장기별 수지상세포 암백신의 치료효과

일부 암종류별 증례 자료는 2006년부터 2009년까지의 치료 사례로 최근의 치료결과와는 다를 수 있다.

11-1 식도암

식도암은 일반적으로 고령자가 많이 걸리고 환자는 장기장해(臟器障害)를 병행하고 있는 경우가 많다. 2007년 암 종류별 사망률에서 식도암은 전체의 7위, 남성에서는 6위를 점하고 있다. 2001년 연령별 사망률은 인구 10만 명당 남성 10.5명, 여성 1.3명이다. 일본의 식도암 특징은 유럽과 미국에서는 최근 '선암'이 급증해 전체의 약 70%를 차지하고 있는 데 반해 일본에서는 선암도 늘고 있긴 하지만 여전히 '편형상피암'이 90% 이상을 차지하고 있다. '임상·병리 식도암 취급규약'(제10보정판, 2008년 일본 식도학회/편)에 의하면 식도암의 벽심달도(壁深達度)는 T분류로 기재한다. T 1a는 암이 점막 내에 머무는 병변으로 점막 상피 내에 머무는 EP(Tis)부터 점막근판에 달하는 MM까지 3단계로 나누어진다. T1b는 암이 점막하층에 있고, T2는 암이 근육층까지 침윤, T3는 암이 식도 밖까지 침윤, T4는 암이 식도 주변 장기까지 침윤된 병변이다. 2009년 국제표준인 UICC-TNM 분류 제7판이 출판되어 림프절의 전이 개수와 식도 부위별 예후가 다른 것을 반영한 분류가 새롭게 제시됐다.

진행된 식도암 치료로 종전에는 시스플라틴(CDDP)+5-FU를 우선 사용하였지만, 탁센계의 등장으로 변천의 시기를 맞고 있다. 거기에 DOC/5-FU/CDDP 병용에 의한 DCF요법은 위암과 두경부암에서 FP(5-FU+시스플라틴) 주사요법보다 좋은 치료결과를 보이고 있다. 식도암에서도 좋은 결과가 기대되고 있는데, 일본에서는 1~3기 식도암에 대해 수술요법이 표준치료이다. 예전에는 화학요법을 더하느냐 마느냐, 또는 근치적인 방사선요법과 수술 전 화학요법을 하느냐, 마느냐에 대해 명확한 지침이 없어 수술 후 화학요법을 많이 사용해 왔다. 이에 대한 증거가 일본 임상종양연구진(JCOG)의 JCOG 9204실험이다. 이 실험에서는 수술 단독군과 수술 후 CDDP+5-FU에 의한 FP요법을 병행한 군을 비교했다. 생존율의 차이는 나타나지 않았지만 재발없는 생존율은 FP에 의한 화학요법군에서 유의미하게 상승했다 (p=0.037). 그 결과 일본에서는 수술 후 화학요법 FP 2사이클 투여가 표준치료로 되어 있다.[1] 일본에서는 수술 시 림프절 제거를 많이 하는데 수술 후 화학요법은 재발 예방에 기여하는 것으로 생각된다. 또 이 결과를 받아 행해진 JCOG9907 실험에서는 2~3기 식도암에 대해 FP에 의한 수술 전 화학요법의 유효성이 명확해져 이것이 새롭게 표준치료가 될 가능성이 있다.

JCOG 9907실험에서는 FP를 2사이클, 수술 전 또는 수술 후 화학요법을 하고 그 효과를 비교했다. 무증악(無增惡)생존기간(PFS)에 대하여 수술 전 화학요법군이 수술 후 화학요법군에 비해 위험비(HR)는 0.76, log rank p=0.0444로 중지 기준에는 도달하지 못했다. 그러나 전체 생존기간(OS)에 있어서는 수술 전 화학요법군(B군)이 유의미하게 양호했기 때문에 (HR=0.64, 95%CI 0.45 – 0.91, 양측 P=0.014)[2] 조기 중지가 권고되고 있다.

p53 유전자변이가 있을 경우, MAP4 발현이 증강하여 항암제 탁솔 이외 시스플라틴을 포함한 몇 개는 항암제의 감수성이 저하된다(그림20).[3] 따라서 p53 유전자변이가 있는지 어떤지를 검사하여 화학요법의 항암제를 선택을 하는 게 논리적이라고 생각한다.

식도암의 전암(前癌)병변으로 식도조직이 위조직으로 이행되는 바렛(Barrett) 식도가 주목되고 있는데 위, 식도 역류질환의 10%에서 발병한다고 여겨진다. 바렛식도에 대해 고주파열치료(RFA)로 소각, 고도 이형성군은 81%, 또 저도 이형성군은 90%의 병변 소실률을 보이고 있다. 장기적 예후 변화는 미지수이지만 현재로서는 최소의 외과적 치료라고 생각된다.[4] 편평상피암의 90%에 해당하는 항암방사선요법(chemoradiation)에 반응하는 환자는 항암방사선

p 53 유전자변이 → MAP 4 발현항진 → 미소관중합항진 → 빈카알카로이드 저항성 항진

■ 표20 p53 유전자변이 때의 항암제 저항성 ■

요법(2사이클 CDDP 및 5-FU) 치료 후 수술한 경우와 항암방사선요법을 계속한 경우 약 4년 후 생존율은 같았지만 전자는 수술에 의한 합병증 위험과 입원 치료기간이 있고, 후자는 방사

■ 표26 식도암 환자 배경 ■

Characteristics	No. of Patients	%
Sex Male	9	90.0
Female	1	10.0
Mean age (y.o.)	62.0 ± 7.4	
Stage III	1	10.0
IV	9	90.0
PS 0	1	10.0
1	3	30.0
2	5	50.0
3	1	10.0
Previous cancer therapy		
Platinum based	9	90.0
Radiation	9	90.0
other	1	10.0
Combination with NK-T	7	70.0
Combination without NK-T	3	30.0

■ 표27 식도암 환자의 수지상세포 암백신치료에 사용한 인공항원 ■

Cancer Antigen	No. of Patients	%
WT-1	1	10.0
WT-1, MUC-1	2	20.0
WT-1, MUC-1, CEA	3	30.0
WT-1, MUC-1, CA12-5	1	10.0
MUC-1, CEA, CA12-5	2	20.0
WT-1, MUC-1, CA12-5, lysate	1	10.0

■ 표28 표준치료가 듣지않는 진행성 식도암에 대한 수지상세포 암치료 효과 ■

Clinical responses	CR	PR	SD	PD	Total
사례수	0	2	1	7	10
%	0	20.0	10.0	70.0	100

주효율 20.0%, 암억제율 30.0%

선요법에 의해 삼키는 기능이 곤란해지는 차이가 있었다. 그러나 2년 후 삶의 질에는 차이는 없다고 보고되었다.[5]

저자의 병원에서 진행성식도암에 대한 수지상세포 암백신의 결과는 표26~28에 나타나 있다. 10증례는 표준치료를 할 수 없는 진행성 식도암의 치료결과로서 30% 암제어율은 주목할 만하다.

Reference

1) AndoN, IizukaT, IdeH, IshidaK, ShinodaM, Nishimaki T, TakiyamaW, Watanabe H, Isono K, Aoyama N, Makuuchi H, Tanaka O, Yamana H, Ikeuchi S, Kabuto T, Nagai K, Shimada Y, Kinjo Y, Fukuda H : Surgery plus chemotherapy compared with surgery alone for localized squamous cell carcinoma of the thoracic esophagus : a Japan Clinical Oncology Group Study-JCOG9204. Japan Clinical Oncology Group. J Clin Oncol15 ; 21(24) : 4592-4596, 2003.

2) Kato K, Hamaguchi T, Yamada Y, Shirao K, Shimada Y ; Neoadjuvant therapy for esophageal cancer-indication and efficacy. Gan To Kagaku Ryoho 34 (10) : 1343-1548, 2007.

3) Zhang CC, Yang JM, White E, Murphy M, Levine A, Hait WN : The role of MAP4 expression in the sensitivity to paclitaxel and resistance to vinca alkaloids in p53 mutant cells. Oncogene 16 : 1617-1624, 1998.

4) Shaheen NJ, Sharma P, Overholt BF, Wolfsen HC, Sampliner RE, Wang KK, Galanko JA, Bronner MP, Goldblum JR, Bennett AE, Jobe BA, EisenGM, Fennerty MB, Hunter JG, Fleischer DE, Sharma VK, Hawes RH, Hoffman B J, Roth stein RI, Gordon SR, MashimoH, Chang KJ, Muthusamy VR, Edmundowicz SA, Spechler SJ, Siddiqui AA, Souza RF, Infantolino A, Falk GW, Kimmey MB, Madanick RD, Chak A, Lightdale CJ: Radiofrequency ablation in Barrett's esophagus with dysplasia. N Engl J Med 28 ; 360 : 2277-2288, 2009.

5) Bedenne L, Michel P, Bouche O, Milan C, Mariette C, Conroy T, Pezet D, Roullet B, Seitz JF, Herr JP, Paillot B, Arveux P, Bonnetain F, Binquet C : Chemoradiation followed by surgery compared with chemoradiation alone in squamous cancer of the esophagus : FFCD9102. J Clin Oncol 1 ; 25 (10) : 1160-1168, 2007.

11 - 2 위암

위암은 일본인에게 많고 소화기암 중에서 대장암과 함께 치료율이 높은 암 중 하나다. 특히 조기 위암의 예후는 상당히 좋고 완전히 암을 절제했을 경우 치유율은 90%를 넘고 있다.

위암은 위점막부터 발생한다. 위염 등 염증이 생긴 후 위점막은 암이 발생하기 쉽다고 한다. 그 때문에 만성위염을 일으키는 다양한 요인은 위암 위험인자라고 할 수 있다. 특히 소금에 절인 생선과 고기, 절임류 등에서 염분을 대량으로 섭취하면 위암에 걸리기 쉽다는 역학적 조사가 있다. 또 생선과 고기의 탄 부분은 많은 니트로사민을 포함한 발암물질이 포함되어 있으며 반대로 과일과 야채는 위암의 위험요소를 감소시킨다.

또 흡연이 위암 발생을 높이는 것으로 알려져 있다. 위 점막에 있는 헬리코박터 피로리균이 위암 원인 중 하나로 밝혀졌고, 이것은 오랜 기간에 걸친 감염이 원인으로 만성위염을 거쳐 암이 발생한다고 알려져 있다.

진행성 위암 치료는 3기와 4기의 치료 방침을 보여 준다. 위암 3기A 치료는 암이 주위장기에 침입하고 있지 않으면 정형(定型)수술을 추천한다. 종양이 췌장과 대장에까지 퍼져 있을 경우는 췌장과 대장을 포함해 절제하는 확대수술을 검토한다. 확대수술을 한 후 먼 림프절까지 제거하는 경우도 있다. 또 수술 전 항암치료(neo-adjuvant)를 하기도 하고 수술 후 항암제 치료를 하는 소위 보조요법을 실시하기도 한다. 3기B는 3기A기와 같이 다른 장기에 침투하고 있지 않으면 정형수술을, 다른 장기로 침투해 있을 경우는 확대수술을 권한다. 단 이 병기가 되면 만족할 만한 치료결과를 얻기 어렵기 때문에 보다 먼 대동맥주위의 림프절을 포함한 림프절 제거를 하는 경향이 있지만 현재는 보다 먼 대동맥 주변의 림프절을 제거해도 생존률이 개선되지 않는 것이 판명되었기 때문에 림프절 제거를 확대하는 수술은 자제하는 경향이다. 4기 치료 방침은 병 상태에 따라 치료도 다양하다. 때로는 근치(根治) 목적으로 확대수술을 하는 경우도 있다. 또 암을 모두 잘라내지 않아도 되면 될 수 있는 한 종양 크기를 줄여 암 증상을 개선하기도 하고 생존기간을 길게 할 목적으로 확대수술을 하는 일도 있다. 수술이 불가능한 암 환자로서 상태가 비교적 양호하고 간, 신장 기능에 큰 이상이 없는 경우는 화학요법을 사용한다.

위암에 사용되는 항암제는 TS-1, 5-FU, 마이토마이신C, 메토트렉세이트, 시스플라틴, CPT-11, 탁솔, 도세탁셀 등이 있다.

항암제를 단독으로 사용할 경우와 복수의 항암제를 조합하여 병용요법을 할 경우가 있는데 항암제 치료는 부작용이 많아 문제가 된다. 암이 소장과 대장에 퍼지고 그 결과 장이 폐색돼 음식을 섭취할 수 없을 경우에는 장 관에 바이패스를 만들어 식사를 가능하게 하기도 하고 협착된 장관을 절제하는 등의 수술을 하는 일도 있다.

2010년 현재 개발 중의 분자표적 약으로 글락소스미스클라인의 티로신키나아제, 저해제 GW 572016(라파티닙)가 HER2 양성전이성위암에 대해 3상을 하고 있다. 그 밖에도 전이재발위암에 대한 분자표적약으로 유방암에 사용되는 항암제 허셉틴과 대장암에 사용되는 베바시주맙이 있는데, 유효성을 확인하는 국제적인 임상실험이 진행되고 있다. 또 위세포암에 사용하는 넥시바, 수니티닙 말레이트 등도 임상실험에서 전이재발위암의 치료약으로서 유효성이 검증되고 있다.

2009년 ASCO에서는 위암의 최신 치료법으로 표피증식인자 수용체 Her2 양성위암에 베바시주맙(암 치료에 사용되는 단클론성 항체)을 최우선으로 투여해야 한다는 보고가 있다. 검토한 3,807 증례 중 810예(22.1%)에 HER2 양성이 확인, 랜덤화된 HER2 양성위암 584예 중 5-FU 혹은 카페시타빈(Capecitabine) 및 시스플라틴 항암제 투여군과 또 트라추맵(Trastuzumab)을 병용한 군에서는 MST가 각각 11.1개월과 13.8개월이었다.

또 항암제 폴피리+세룩시맙을 사용한 그룹은 db주효율 42%, 평균생존기간이 16.6개월이었다. 그 외에 L-OXP, CPT-11과 세룩시맙의 병용은 유효율 63%, 평균생존기간 9.6개월이라는 보고가 있다. 일본에서는 위암 치료에 피리미딘 길항제로 항암제 TS-1(일본에서 개발)이 주로 많이 사용되며 5-FU를 기본으로 치료하지 않기 때문에 세계 표준이라고는 말하기는 어렵지만 경구투여제로서 편리하다.

진행성위암에 폴폭스+세룩시맙, 폴피리+세룩시맙, 백금제제+CPT-11+베사시주맙은 일본에서도 자주 보고되고 있다. 장래에는 Vectbix 등의 대장암에 유효성이 인정된 분자표적약을 기대할 수 있다. 이 약은 L-OXP 또는 CPT-11, 카페시타빈 등과 병용도 가능하며 월 1회 투여해도 유효성이 있기 때문에 앞으로 승인받아 보급될 가능성이 있다.

위암 환자의 38%에서 MAGE-3가 나타난다.[1] 암 백신에 MAGE-3을 사용한 후 3주마다 4회 수지상세포 암백신을 투여한 결과, 치료효과는 위암 6명이 PD(진행)였다.[2]

저자 병원에서 진행성 위암 치료 성적표(표29~표31)와 수지상세포 암백신으로 치료한 위암의 증례는 다음과 같다.

【증례: 61세, 여성, 침윤성 위암 3기A】

2008년 11월부터 명치부 통증이 있어 가까운 의사에게 상부 소화기내시경을 받은 결과, 침윤성암이라고 진단받음. CT상 복수가 소량 있고 수술이 불가능해 항암제 치료를 추천받았지만 거부하고 면역요법을 희망해 2009년 1월 우리 병원을 방문했다. WT-1, MUC-1, CA125에 의한 수지상세포치료와 복합면역세포치료를 1사이클 한 결과, CEA는 2.3에서 1.7ng/ml로, CA125는 44.2에서 23.9 U/ml로 낮아졌다. 위 내시경에는 치료 전에는 출혈하기 쉽고 위 점막 밑에 암이 퍼져 점막면이 부풀어 올라 보였으나 치료 후에는 줄었다(그림21).

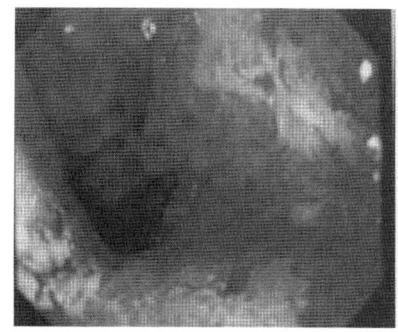 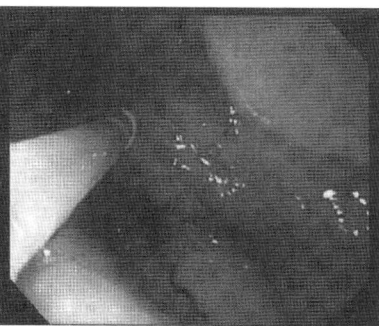 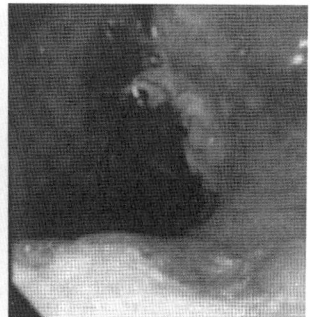

치료전 | 수지상세포 암백신을 내시경으로 위암에 투여 | 치료후

■ 그림21 ■

■ 표29 위암 환자 배경 ■

Characteristics	No. of Patients	%
Sex Male	15	62.5
Female	9	37.5
Mean age (y.o.)	63.7 ± 9.7	
Stage II	1	4.2
IIIA	2	8.3
IIIB	2	8.3
IV	19	79.2
PS 0	4	16.7
1	8	33.3
2	5	20.8
3	6	25.0
4	1	4.2
Previous cancer therapy		
Platinum based	10	41.7
taxane	4	16.7
other	10	41.7
Combination with NK - T	16	66.6
Combination without NK - T	8	33.3

■ 표30 수지상세포 암백신을 사용한 위암 환자의 인공항원 ■

Cancer Antigen	No. of Patients	%
WT - 1, MUC - 1	8	33.3
MUC - 1, WT - 1, CEA	9	37.5
MUC - 1, CEA	3	20.0
MUC - 1, WT - 1, CA125	4	25.0

■ 표31 표준치료 효과가 없는 진행성 위암에 대한 수지상세포 암백신의 효과 ■

Clinical responses	CR	PR	SD	PD	Total
사례수	0	4	5	15	24
%	0	16.7	20.8	62.5	100

주효율 16.7%, 암억제율 37.5%

Reference

1) Inoue H, Mori M, Honda M, Li J, Shibuta K, Mimori K, Ueo H, Akiyoshi T : The expression of tumor-rejection antigen "MAGE genes in human gastric carcinoma. Gastroenterology 109 : 1522-1525, 1995.

2) Sadanaga N, Nagashima H, Mashino K, Tahara K, Yamaguchi H, OhtaM, Fujie T, Tanaka F, Inoue H, Takesako K, Akiyoshi T, Mori M! Dendritic cell vaccination with MAGE peptide is a novel therapeutic approach for gastrointestinal carcinomas.

3) Abe H and Akiyama S ! Effect of dendritic cell-based Immunotherapy in the patients with advanced esophageal, gastric and colorectal cancer.11th International Symposium on Dendritic Cells in Fundamental and Clinical Immunology "DC 2010" Forum on Vaccine Science. September 29, 2010 Lugano, Swizerland.

11 - 3 대장암

진행성 대장암의 화학요법 발전은 최근 두드러지고 있다. 유럽과 미국에서는 분자표적 항암제로 2003년 세툭시맵(Cetuximab)을, 2006년에는 페니투무맵(Panitumumab)을 사용했다. 재발과 수술이 불가능한 대장암은 사용할 수 있는 약을 모두 쓸 수 있으며, 또 치료 순서가 틀리지 않는다면 평균생존기간 36개월을 달성하는 것은 어렵지 않다. 장기 생존이라고 여겨지는 5년 생존도 결코 드물지 않은 현상이다. 한편 전이성 결장암(대장/직장암)에서 수지상세포치료는 23%가 반응을 나타내 평균생존기간이 23개월 연장되었다.(Journal of clinical Oncology, 2006 ASCO Annual Meeting Proceedings Part I. Vol 24, No 18S)

현재 대장암에 L-OHP, CPT-11. 5-FU/LV, 카페시탑빈, TS-1과 더불어 분자표적항암제 세툭시맵, 페니투무맵과 혈관신생저해제 베바시주맙 8제가 유효하다. 어떻게 이들 약을 사용해 대장암 치료에 효과를 보는지가 관건이다. 이들 약을 사용하는 순서는 치료 성적에 큰 차이는 없고 어떻게 사용하는지가 치료성적 개선에 중요하다고 2007년 ASCO 발표에서 증명되었다. 차기 대장암에 유효할 가능성이 있는 약제로는 페메트렉시드(pemetrexed)가 몇 안 되는 후보이다. 페메트렉시드와 CPT-11 병용치료는 세컨드라인 이후 대장암에 대해 14%의 PR, 41%의 SD를 보여 양호한 성적이다. 등급 3 이상의 부작용은 백혈구 감소 19%, 빈혈 9%, 설사 16%, 전신 권태감 20%, 메스꺼움 7% 등으로 폐암과 같이 골수억제가 문제되어 엽산 복용과 비타민 B12의 주사가 필요하다고 여겨진다. 또 폴폭스(FOLFOX), 폴피리(FOLFIRI)는 내성이 생기기 때문에 빠른 단계에서 세툭시맵 투여를 검토하는 것이 중요하다. 게다가 페니투맵은 세툭시맵 저항성 대장암에 대해 유효성이 인정되어 일본에서 승인을 기대할 수 있다.

폴폭스 병용으로 KRAS 야생형 전이성결장·직장암 환자의 악성종양이 증가하지 않고 생존기간이 연장된다는 사실을 2009년 제16회 유럽암학회(ECCO), 제34회 유럽임상종양학회(ESMO)에서 프랑스의 Douillard팀이 발표했다(Abstract No. LBA10). 주요한 실험은 전이성대장암 환자의 K-ras 유전자변이 유무에 착안하여 첫 번째 치료로 페니투무맵과 폴폭스4를 병용한 군과 폴폭스4 단독군을 비교하는 것이었다. 1차 실험의 PFS에서 유전자변이 KRAS 야생형의 경우 병용군에서 평균 약 9.6개월, 단독군은 8.0개월이었다(HR=0.80, 95% CI=0.66 - 0.97, p=0.0234). K-ras 변이형에서는 평균 PFS는 병용군이 7.3개월, 단독군은 8.8개월 (HR=1.29, 95%CI: 1.04-1.62, p=0.0227)이었다. 따라서 전이성 대장암 환자의 첫 번째 치료는 폴폭스4와 EGFR항체 병용을 할 때 KRAS의 변이를 조사하는 것은 유의미하다고 결론내고 있다. 한편 2009년 ASCO에서는 2기와 3기 대장암 환자에게 보조제로 옥살리플라틴에 표적치료제 베바시주맙을 추가하는 것은 의미가 적다는 보고가 있었다.

우리들은 표준치료가 듣지 않은 9명의 진행성대장암 환자에게 수지상세포 암백신을 투여해 분석하였다. 환자 분류는 표32에, 사용한 펩타이드는 표33에 기록했다. 유효율 22.2%, 암제어율 66.6%로 수지상세포 치료 후 암억제는 9.2개월 이상이라는 양호한 결과를 얻었다.

다음은 저자의 병원에서 대장암에 수지상세포 암백신을 치료한 증례이다.

【증례 1: 65세, 여성, 대장암】

2008년 9월부터 하복부에 불편함을 느껴 다른 병원에서 여러가지 검사를 한 결과 횡행결장암 복막파종(복막으로 전이)이라는 진단을 받았다. 같은 해 11월 일시적 수술(바이패스수술)을 받아 시한부 3~12개월이라고 선고받았다. 이후 mFOLFOX 6 화학요법을 받았다. 그

■ 표32 대장암 환자 배경 ■

Characteristics	No. of Patients	%
Sex Male	5	55.6
Female	4	44.4
Mean age (y.o.)	59.6 ± 7.2	
Stage IIIB	1	11.1
IV	8	88.9
PS 0	4	44.4
1	2	22.2
2	3	33.3
Previous cancer therapy		
5 - FU based	8	88.8
Other	1	11.1

■ 표33 수지상세포 암백신에 사용한 펩티드 및 단백질 ■

Cancer Antigen	No. of Patients	%
MUC - 1	1	11.1
MUC - 1, WT - 1	1	11.1
MUC - 1, CEA	2	22.2
MUC - 1, WT - 1, CEA	4	44.4
MUC - 1, WT - 1, CEA, lysate	1	11.1

■ 표34 표준치료 효과가 없는 진행성 대장암에 대한 수지상세포 암백신의 효과 ■

Clinical responses	CR	PR	SD	PD	Total
사례수	0	2	4	3	9
%	0	22.2	44.4	33.3	100

주효율 22.2%, 암억제율 66.6%

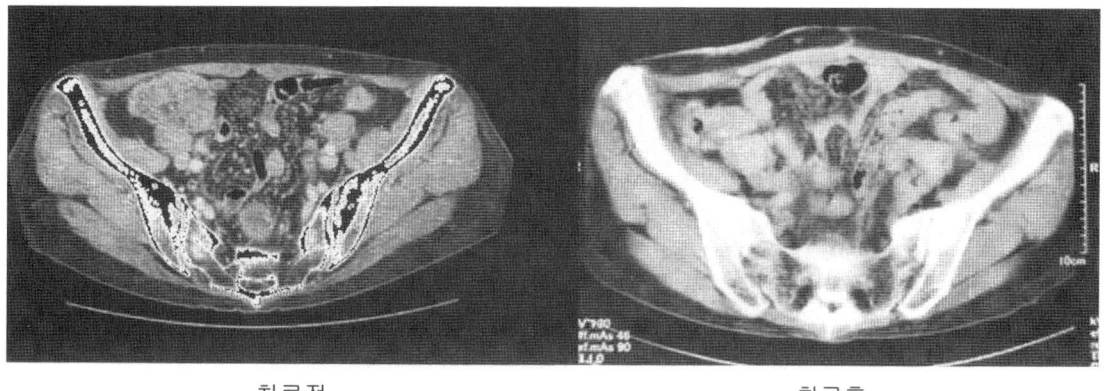

치료전 　　　　　　　　　치료후

■ 그림22 증례1의 CT 소견 ■

후 면역세포치료를 희망해 12월 우리 병원을 방문, 수지상세포치료(WT-1, MUC-1, CEA)와 복합면역세포치료를 각각 1사이클씩 받은 결과 CEA가 401에서 250ng/ml, CA19-9가 44.7에서 26.9U/ml, NCC-ST-439가 8.2에서 2.6U/ml으로 감소했고 CT상에서도 복수가 감소해 복막파종이 개선됐다(그림22).

【증례 2: 62세, 남성, 직장암】

2009년 4월 근처 병원에서 직장암이라고 진단, 5월에 수술 후 보조제로 TS-1을 투여받았으나 2010년 4월 골반 내 재발했다. 이후 mFOLFOX 6과 BV 8사이클 치료를 받았으나 점차 내성이 생겨 11월부터 우리 병원에서 수지상세포 암백신 치료를 받은 결과, 4개월 후 재발된

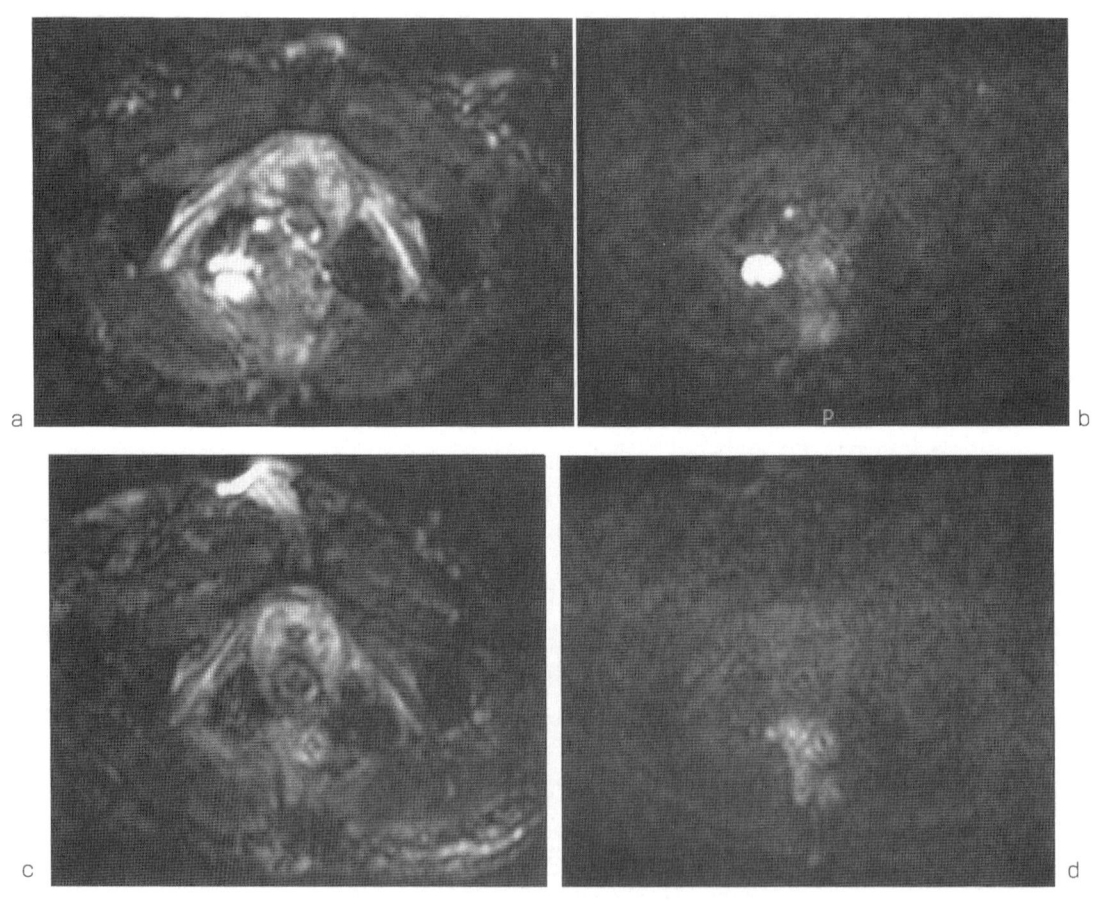

■ 그림23 증례2의 치료전후의 MRI 소견 ■
a. 치료전 MRI : DWI b-factor 0, b. 동일 MRI : DWI b-factor 1,000
c. 치료후 MRI : DWI b-factor 0, d. 동일 MRI : DWI b-factor 1,000
치료후 MRI를 보면 국소재발의 축소를 알 수 있다

부분이 눈에 띄게 줄었다.

Reference

1) Abe H, Akiyama S, Ito Y, Tsukada J, Tomoda T, Yasuda H, Okamoto M : Antitumor effect of denontic cell-basea immunotherapy in the patients with advanced colorectal cancer. The 69th Annual Meeting of the Japanese Cancer Association, September 24, 2010 Osaka, Japan.

2) Akiyama S, Tomoda T, Tsukada T, Okamoto M, Abe M, Abe H : Antitumor effect of dendritic cell-basea immunotherapy in the patients with advanced colorectal cancer. Focus on Surgery 2010 Conference, May 28-31, 2010 Lanzhou, China.

3) Akiyama S, Tsukada J, Tomoda T, Abe H, Okamoto M : Antitumor effect of dendritic cell-basea immunotherapy in combination with chemotherapy in the patients with advanced colorectal cancer. AACR 101st Annual Meeting 2010, April 17-21, 2010 Washington DC, USA.

4) Akiyama S, Okamoto M, Tomoda T, Abe H: Effective of Dendritic Cell-based Immunotherapy in patients with advanced colorectal cancer.107th Annual Meeting of Internal Medicine, April 11, 2010 Tokyo, Japan.

11 - 4 간암

원발성 간암(간세포암)은 유럽과 미국에 비교해 아시아와 아프리카에 많고 또 여성과 비교하면 남성에게 많다. '최근 간 통계 2009'에 실린 일본의 2006년 부위별 암 사망자 수에 따르면 남성은 폐암, 위암에 이어 제3위가 간암이고, 여성은 폐암, 위암. 결장암, 비장암, 유방암에 이어 제6위가 간암이다. 신규 발병자 수는 매년 약 4만 명이며 연간 약 3만 4,000명이 사망하고 있다. 발병 환자 수는 1975년경부터 점점 상승했지만 지난 몇 년간은 거의 증가하지 않고 있다(표24). 앞으로 수 년은 발병 환자 수가 제자리가 되고 이 후 점점 줄 것으로 예측된

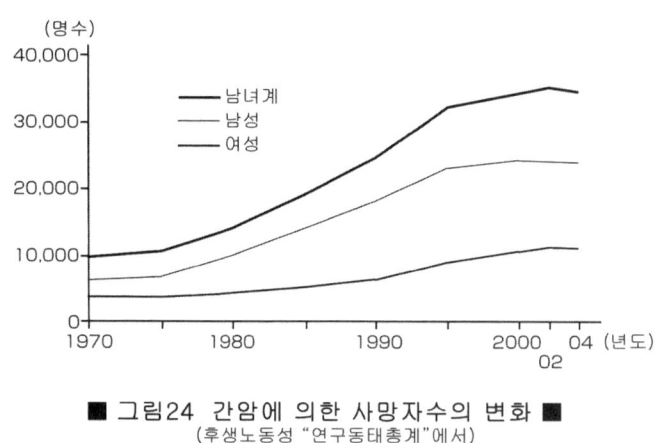
■ 그림24 간암에 의한 사망자수의 변화 ■
(후생노동성 "연구동태총계"에서)

다. 간암의 다수는 간염 바이러스 감염으로 발병하는데 간염 바이러스 감염자 수가 감소하고 있는 것이 큰 요인이고 간염 바이러스 치료 진보도 발암 억제의 열쇠가 되고 있다.

일본에서 간암 중 약 80%는 C형 간염 바이러스 감염으로 생기는 C형 간염, 15%는 B형간염 바이러스에 의한 B형 간염에서 발병한다. 간세포암의 발암 리스크는 특히 C형간염으로 규명되고 있고 만성간염의 섬유화 스테이지가 F1, F2, F3로 올라감에 따라 발암 위험이 매년 0.5%, 1.5%, 3%로 높아지는 것이 명확해지고 있다. 간경변인 F4에서는 연간 5~8% 정도 암이 발생한다. 같은 간경변 F4라도 ALT수치(간세포의 괴사, 파괴 정도)가 높을수록 위험성이 높다. ALT수치가 높다고 하는 것은 괴사·염증이 이어져 유전자변이를 일으키기 쉽기 때문이다. 다만 항바이러스치료로 바이러스를 완전히 없앨 수 있다면 발암 리스크도 낮아지고 섬유화도 다소 개선될 수 있다. 간암은 바이러스 감염이 원인으로 조기 발견이 가능한 것이 특징이다. 또 문맥침투를 일으키기 쉽고, 문맥침투에서 간 내 전이가 일어나기 쉬운 점과 절제 등의 근치적 치료를 해도 재발하기 쉬운 점 등도 특징이다.

원래 원발성 간암 치료는 수술, TACE(간동맥색전술), RFA(고주파 열치료)가 주로 이루어졌지만 내복 항암제로 2009년 5월 멀티 키나아제 저해형항암제와 넥시바가 수술할 수 없는 간세포암에 적용 확대하는 것이 승인되었다. 넥시바는 세포분열과 혈관신생에 각각 관여하는 2종류의 키나아제군, Raf 키나아제, VEGER-2, VEGFR-3, PDGFR-β, KIT, FLT-3, RET 등에 작용해 종양세포 증식과 종양혈관 신생 양쪽을 억제한다. 유럽과 미국에서 실시된 다시설 무작위 위약효과 3단계(SHARP)실험 결과는 미국임상종양학회 2007 ASCO 연차총회에서 발표됐다. 이 실험은 PS 0-2 또 간기능평가 A의 전신요법을 받지 않은 진행성간암 환자를 대상으로 실시됐다. 위약군의 평균생존기간이 7.9개월이었던 것에 비해 넥시바군은 10.7

개월이었다. 일본에서 1단계 임상실험에서도 안전성, 유효성과 함께 해외와 거의 동등한 결과를 얻어 2006년 미·유럽연합 종양학회에서 발표됐다. 넥시바 치료는 기본적으로 c-kit유전자 수치가 높은 환자에게서 생존이 양호한 경향이 있다.

넥시바의 최적 적응은 간 장해도가 경증인(Child-Pugh A), 암환자의 기능상태 평가기준(ECOG PS 0-1), 간세포암 병기분류(BCLC)가 기본이며 BCLC병기 B에서는 색전술이 적응되지 않는 경우도 있다.

매년 간암이라고 진단받는 사람은 세계에서 60만 명이 넘는다. 이 중 유럽인이 약 5만 4,000명, 미국인은 1만 5,000명이고 중국인과 한국인, 일본인이 40만 명 이상이라고 한다. 중국, 한국, 대만의 23시설에서 실시된 제3상실험(Asia-Pacific실험)은 간암 발병이 전 세계의 과반수를 점하는 아시아에서도 넥시바가 유효하고 안전한지 확인하는 것이었다. 넥시바군에서 생존율 중앙치는 6.5개월, 플라세보군은 4.2개월(HR 0.68, p=0.014)이었다. 간 이외에 전이된 환자비율이 3상실험에서는 69%, SHARP실험에서는 51%로 달랐다. BCLC 병기분류도 3상실험에서는 B와 C의 비율이 4%와 96%이지만, SHARP실험에서는 17%와 82%였다. 또 3상실험에서는 간염 바이러스 HBV와 HCV 감염자 비율이 크게 달라, 각각 73%와 8%이지만 SHARP실험에서는 18%와 28%로 배경 차이를 인식할 필요가 있다. 일본에서는 2009년 일본 간암연구회에서 시스프라틴 유도체 미리플라틴(Miriplatin)이 수술이 불가한 간세포암에 대해 간동맥주사약으로 지노스타틴(Zinostatin)과 동등한 효과가 있으며 혈관장해 등이 적어 반복치료가 가능하고 간동맥 색전요법제로도 기대할 수 있다고 발표했다.

미리플라는 상품명으로 요오드화 양귀비 유지방산 에틸에스테르로 친화성이 높은 지용성 백금착체 미리플라틴을 간동맥 내 투여하면 이후 종양국소에 체류하다 장기간에 걸쳐 백금성분이 서서히 방출돼 몸 전체에 피해가 적은 것이 특징이다. 미리플라틴은 담체배위자에 1,2-디아머노 씨클로헥산(DACH) 탈리기로서 밀리스틴산을 배위한 구조의 지용성 백금착제이다. 미리플라틴은 생체 내에서 탈리기가 주로 염소이온과 대체된 1,2-디아머노 씨클로헥산 백금(DPC)로 변환된다. 이것이 암세포 내의 DNA쇄와 공유결합한 백금-DNA 가교를 형성해 세포소멸을 유도하는 것으로 항악성종양효과를 발휘한다. 2단계 실험은 진행도 분류가 2 또는 3 환자에게 실시하였고 유효성 주요 평가항목은 일본간암연구회 간암치료 직접효과 판정

기준으로서의 종양치료 효과도 즉 TE IV(참조) 비율로, 부차평가항목은 WHO 종양평가기준 RECIST에 의한 CR과 PR 비율로 하였다. 투여액량은 6ml를 상한으로 종양 크기에 따라 정해졌다. 같은 실험 결과 미리플라틴군의 TE V 비율은 26.5%, 지노스타틴군은 17.9%였다. 또, CR과 PR를 합친 미리플라틴군이 24.1%, 지노스타틴군은 25.6%였다. 3년생존율은 미리플라틴이 58.4%, 지노스타틴은 48.7%로 효과는 동등하였다. 그러나 지노스타틴에서는 혈관장해가 전 등급에서 48.4%, 간 내 혈류가 16.1%, 불가역적인 간담도계장해가 7.7% 환자에서 나타난 것에 반해 미리플라틴에서는 혈관장해가 한 사람도 나타나지 않았다. 또 시스프라틴제는 신장기능 장해를 일으키는 것으로 알려져 있지만 미리플라틴은 심각한 신장기능 장해가 나타나지 않았다.

중국국가식품의약감독관리국(SFDA)은 2009년, 테모톡스(ThermoDox)를 사용한 원발성 간세포암 2단계 임상실험을 한다고 발표했다. 테모톡스는 항암제 독소루비신(Doxorubicin)을 열감수성 리포솜에 투입한 미국 켈시온사의 제약과 온열치료를 병용해 국소에 40~42℃ 열을 집중시키면 리소폼 내 독소루비신이 방출된다. 이 치료는 고농도 독소루비신을 표적종양 내에 선택적으로 모을 수 있다. 테모톡스 유효성 증거는 원발성 간세포암에 대한 1단계 실험에 나타나 있고 간세포암에 대한 테모톡스의 세계적인 3단계 실험에서는 조기 간세포암에 대한 표준치료인 고주파 열치료와 병용요법을 고주파열치료(RFA) 단독요법과 비교해서 테모톡스의 유효성과 안전성을 평가했다. 일본에서도 테모톡스와 고주파열치료의 다국적 3상실험 HEAT에 환자등록이 되고 있다.

'2010 위암 학술토론회심포지엄(미국임상종양학회 GI)'에서 스페인 팜플로나대학 B.상그로(Sangro) 박사는 수술이 불가능한 진행성간암에 대해 ^{90}Y 라벨마이크로스페어를 사용한 방사선색전요법이 유효하다고 발표했다(Abstract No.130). ^{90}Y 라벨리신마이크로스페어는 20~30μm의 비즈에 이트륨-90(^{90}Y)를 결합시킨 것으로 β방사선을 방출한다. 반감기는 64.1시간. 색전물질로서 간동맥을 막아 종양 근방에서 β방사선을 조사해 항종양효과를 기대하는데, 생존기간을 평가하여 유럽 8곳에서 검토하였다. 대상은 수술이 불가능한 진행성간암 환자 252명(평균연령 65.3±10.5세). 간기능평가분류는 A가 81.3%, 다발병변 74.1%였다. 전 생존기간 평균치는 14.5개월(95%CI: 12.4-18.4)이었다. 간기능평가분류별로 전 생존기간을 비교한 결과 A는 16.8개월, B는 10.3개월, C는 2.4개월로 각군 간 유의미한 차이가 있었다 (p<0.001). 방사선색전요법치료부터 1주일 이내에 보여진 등급 3의 부작용은 메스꺼움 2.7%, 복통 2.0%, 피로감 0.8%였다. 이후 3개월까지 보여진 등급 3,4는 고빌리루빈혈증 6.2%, 간기능장해 4.6%, 피로감 2.9% 등으로 안전성이 높게 평가된다. 부작용은 투여 초기에 등급 1,2는 복통과 피로감이 각각 24%와 30%였으며, 심각한 부작용은 적었다.

간암에 대한 간 이식 후 간암재발 예방에 면역세포요법으로 NK세포요법이 가능성을 보여주고 있다. 일부 종양세포가 중양괴사인자연관 세포사멸유발리간드(TRAIL)에 대한 수용체를 보유하고, 간장유래 NK세포 일부는 TRAIL을 발현하고 있는 것을 이용해, 히로시마대학 대학원 외과학 오오단 히데키 교수는 간암 환자에게 간 이식 후, 면역억제제에 의해 간암이 재발하기 쉬운 환경에 처해 있는 것을 착안해 NK세포 투여로 간암의 재발 검토를 하고 있다.[1] 비대상성간경변을 동반해 간예비능력이 저하된 간암 환자에게 근치를 기대할 수 있는 유일한 치료법은 간 이식이다. 그러나 진행성간암은 이식 후 재발할 가능성이 있어 간암에 대한 이식 적응기준인 미라노기준(암이 단발인 경우는 직경 5cm 이하, 다발인 경우는 3개 이하로 직경 3cm 이하)에 적합하면 무재발생존율이 높다고 여겨진다. 수지상세포, 세포상해성T세포에 의한 획득면역계는 수술 후 면역억제제에 의해 영향을 받지만 자연면역 NK세포는 거절반응에 영향을 받지 않고, 면역거절제인 타크로리무스, 시크로스폴린, 메틸프레드니솔론도 NK세포 상해활성에 대부분 영향을 주지 않는다. 오오단 교수는 면역억제 상태 환자에게 NK세포를 투여하면 재발 예방에 대한 효과를 기대할 수 있으며 안전성도 높다고 했다.

일부 NK세포는 TRAIL을 발현하고 있고 일부 종양세포는 그 수용체를 갖고 있다는 것이 보고되었다. 정상세포는 수용체가 없거나 가지고 있어도 세포 내 도메인을 가지지 않는 데코이 수용체를 동시에 발현하기 때문에 TRAIL을 통한 NK세포 상해활성의 영향을 받지 않는다. 오오단 교수는 쥐 실험에서 간에 존재하는 NK세포의 약 30%가 TRAIL 발현을 하고 있는 것을 확인했다. 이 같은 TRAIL 표출 NK세포는 비장과 말초혈액에서는 대부분 검출되지 않았다. 또 간절제 등 상해가 간에 더해지면 TRAIL 표출 NK세포는 현저히 감소하는 것으로 나타났다. 쥐의 간을 70% 절제하면 이 세포의 존재비율과 표출 강도는 즉시 저하되고 이 상태로 간종양세포를 문맥 내 주입하면 종양세포와 접목해서 1주 후에는 많은 전이 부분이 보이게 된다. 마찬가지로 간을 70% 절제해서 간암종양세포를 주입해도 3일 후 다른 개체로부터 채집된 간 원래의 NK세포를 주입하면 전이소는 1주 후에 소실되었다. 간 내의 TRAIL 표출 NK세포가 암의 발육을 억제했다고 판단된다. 비슷한 메커니즘이 사람에게도 존재하는지 어떤지 검토한 결과 사람의 간 단핵세포 중에는 약 46%, 말초혈액 단핵세포 중에 약 21%가 NK세포인 것을 확인했다. TRAIL은 간 유래(由來) NK세포에서 약하게 표출하고 있지만 말초혈액에서는 대부분 표출하지 않았다. IL-2에서 3일간 배양하면 간 유래 NK세포는 약 65% 강하게 발현했지만 말초혈액에서는 표출하지 않았다. 이 결과 간 유래 NK세포는 IL-2 자극에 의해 강한 항종양분자를 유도할 수 있다는 것이 명확해졌다. 항종양활성이 강해지면 자기정상세포를 인식한다는 것도 알았다. 간을 이식할 때 측정한 항종양활성은 자극이 없는 상태에서는 기증자의 간 NK세포만 인식해 IL-2 자극 후에는 기증자의 간 NK세포에서 가장 높았고, 이식을 받는 사람의 간 NK세포에서 가장 낮았다. 또 간 이식 후 재발률이 높은 중분화간암과 저분화간암에서는 TRAIL 수용체를 높이 나타내고 있어 TRAIL을 통한 세포사멸이 유도되기 쉽다고 예측된다.

간 이식에서는 기증자의 간을 부분 절제해 혈액응고를 피하기 위한 장기관류를 한다. 오오단 교수는 이 관류폐액에 포함된 NK세포를 채집해 IL-2와 CD3 모노크로날 항체와 함께 3일간 배양해 배양액을 간 이식자에게 정맥주사해 '기증자 간유래활성화 NK세포요법'을 임상에 도입했다. 이 세포요법을 적용한 환자는 간암에 대한 말초혈액의 항종양 활성이 이식 후 7일째 높은 효과를 나타내며 NK세포치료를 하지 않은 환자와 비교해 차이가 확실해졌다. 또 TRAIL 표출 NK세포 말초혈액 중 존재비율도 세포치료를 한 환자는 이식 후 7일째 유의미하게 높아졌다.

오오단 교수가 치료한 간이식 미라노기준비 적합례에서는 세포치료를 하지 않은 29명 중에 재발과 전이가 발생했지만 세포치료를 한 9명 전원은 재발이 없었다. 오오단 교수는 결론으로 "세포치료는 간 이식에 있어서 간암 재발에 유효하게 작용하고 있는 것을 확인했다. 검토를 반복해 앞으로는 이식환자 이외에도 적응을 넓혀가고 싶다"고 말했다. 수지상세포치료는 자기암을 사용해 70% 간세포암의 축소와 진행을 멈추게 했다는 보고가 있다.

우리 병원에서 WT-1에 의한 수지상세포 암백신의 치료성적은 표35~37에 나타나 있다.

■ 표35 간암 환자 배경 ■

Characteristics		No. of Patients	%
Sex	Male	6	75.0
	Female	2	25.0
Mean age (y.o.)		68.4 ± 8.7	
Stage	III	2	25.0
	IVA	2	25.0
	IVB	4	50.0
PS	0	3	37.5
	1	1	12.5
	2	3	37.5
	3	1	12.5
Previous cancer therapy			
	TACE	6	75.0
	operation	1	12.5
	chemotherapy	1	12.5

■ 표36 수지상세포 암백신을 사용한 간암 환자의 인공항원 ■

Cancer Antigen	No. of Patients	%
WT-1	6	75.0
WT-1, CEA	1	12.5
WT-1, CA125	1	12.5

■ 표37 표준치료 효과가 없는 진행성 간암에 대한 수지상세포 암백신의 효과 ■

Clinical responses	CR	PR	SD	PD	Total
사례수	1	2	1	4	8
%	12.5	25.0	12.5	50.0	100

주효율 37.5%, 암억제율 50.0%

다음은 저자의 병원에서 수지상세포 암백신과 고농도 비타민C 요법을 한 증례이다.

【증례: 58세, 여성】

주된 증상은 우계륵부통. 예전병력 및 가족력에 특이사항 없음.

2009년 7월 발열과 우계륵부통을 주된 증상으로 인근 병원에서 非B非C의 원발성간암 직경 14cm 1개, 직경 3cm 결절 2개 발견, 3기A로 진단받았다. 간동맥 색전술 치료효과가 없어

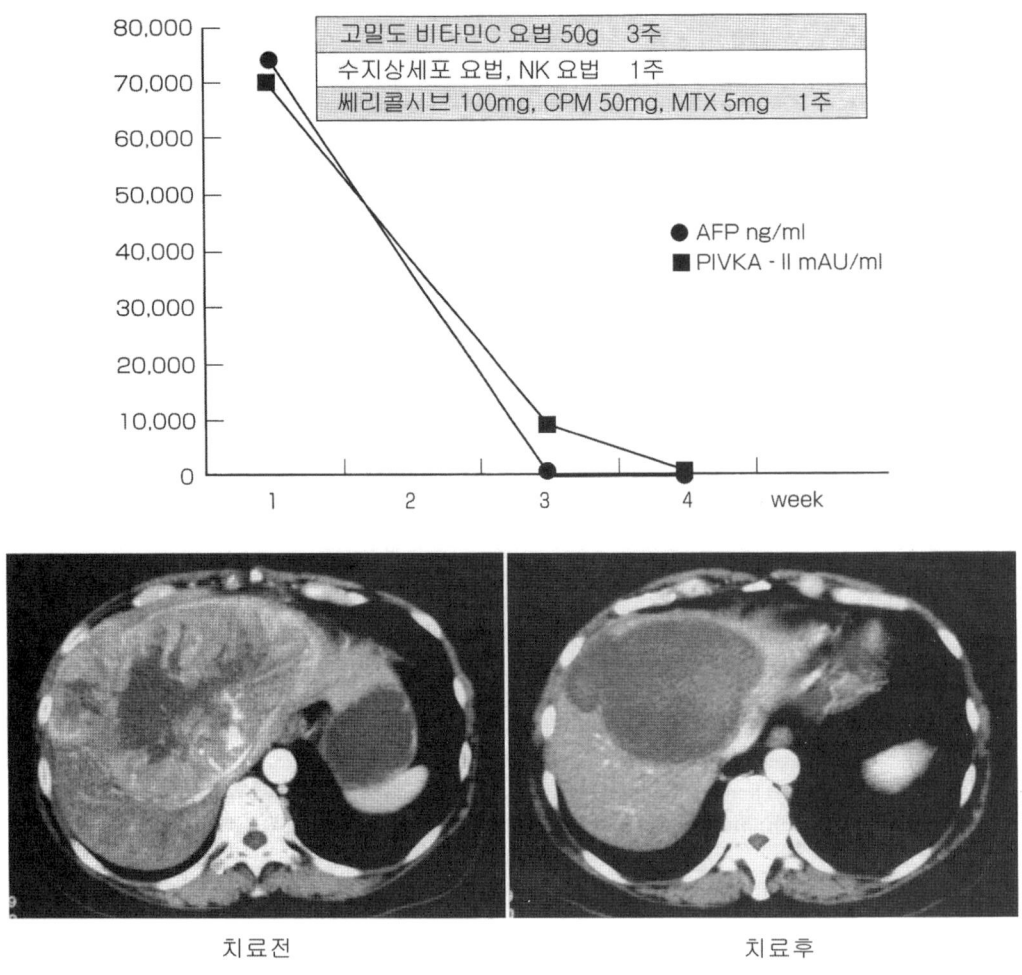

■ 그림25 간암 환자의 치료경과 ■
위 그림 : 종양마커의 변화, 밑그림 : 치료전후의 CT영상

같은 해 8월 우리 병원에 내원하였다.

현재 상태: 신장 164.5cm, 체중 64.0kg. 체온: 36.6℃. 맥박 78/분, 혈압 142/86mmHg, 안검결막빈혈 있음. 복부는 평탄하고 촉진으로 우측계륵부에 간이 커진 것을 알 수 있었다.

경과: 이전 병원에서 간 내 전이소에 항암제로 동맥색전술 실시 후, 우리 병원에서 주병소에 WT-1에 의한 수지상세포 암백신치료, 활성화 임파선요법, 종양 면역도피를 억제하는 약 병용과 고농도 비타민C 치료를 했다. 수지상세포 및 복합면역세포치료는 주 1회 투여, 또 고농도 비타민C 50g을 주 3회 투여받은 결과, 21일째 AFP 70,000ng/ml이 8,658ng/ml로 현

저히 저하, 또 28일에는 553ng/ml로 저하돼 자각증상은 소실(표25 위). 치료 전에 비해 치료 후 복부 다이나믹 CT(동맥상)는 중심부에 괴사를 동반할 정도로 거대한 암이 전체적으로 조직괴사를 일으켜 현저하게 축소되었다(표25 아래). 그 뒤 1일 3리터 이상의 수분 섭취 등으로 요산, 칼륨을 조절해서 종양붕괴증후군을 피할 수 있었다.

이 증례와 같이 색전술에 의한 치료가 어려운 케이스를 적지 않게 볼수 있다.

종양 크기가 10cm였기 때문에 수지상세포 암백신에 고농도 비타민C요법을 추가한 결과 28일째에 주효하였다. 모두 부작용은 1% 이하로 앞으로 본 병용요법은 충분히 검토할 가치가 있다고 생각된다.

ReFerence

1) Ohira M, Ohdan H, Mitsuta H, Ishiyama K, Tanaka Y, Igarashi Y, Asahara T : Adoptive transfer of TRAIL-expressing natural killer cells prevents recurrence of hepatocellular carcinoma after partial hepatectomy. Transplantation 27 ; 82 (12) : 1712-1719, 2006.

2) Iwashita Y, Tahara K, Goto S, Sasaki A, Kai S, Seike M, Chen CL, Kawano K, Kitano S : A phase I study of autologous dendritic cell-based immunotherapy for patients with unresectable primary liver cancer. Cancer Immunol Immunother 52 : 155-161, 2003.

3) 秋山真一郎, 阿部博幸：原発性肝臓癌に対し, ハイブリッド免疫療法と高濃度ビタミンC点滴療法が奏効した一例.IntJ Integrative Med 3(1) : 143-151, 2011.

4) Akiyama S, Okamoto M, Tomoda T, Abe H:Clinical responses in patients with gastroenterological cancer treated with dendritic cell-based cancer vaccine. Preliminary report from mukﾄinstitutional retrospective analysis. BIT s 3rd World Cancer Congress 2010, Singapore, June 24, 2010 Singapore.

11 – 5 췌장암

췌장암은 기본적으로 유전자 변이이고 유전된 생식계열, 또는 후천적 암 관련 유전자 변이이다. 췌장암의 발암과 진전에 암억제유전자, 암유전자 등 많은 유전자 변이가 발견되고 있다. 췌장암의 발암 병변은 다단계 발암 모델이다. 염색체 끝 부분에 있는 특수효소 텔로미어(Telomeres)의 장애가 있으면 염색체가 불안정해지며 췌장암도 예외가 아니다.[1] 또 췌장암 초기에 텔로미어가 줄어들고 염색체 말단에 융합이 비정상적으로 이뤄짐에 따라 염색체가 불안정해져 암 발병에 관여하고 있다.[2] 췌장암의 전암병변(前癌病變)인 췌장상피 내 종양성병변(PanINs)은 조직학적으로 악성도를 반영하여 PanIN-1A, -1B, -2, -3로 나눠지는데 그림26은 악성도와 암 관련 유전자의 상관 가설모델이다.[3] p16INK4A/CDKN2A는 췌장암의 대표적인 암억제유전자로 40%의 췌장암에 동형접합체(homozygous deletion) 손실이 있었다.[4] p16 단백은 싸이클린 의존성 인산화효소(CDK) 억제그룹에 속하고 세포순환조절체로서

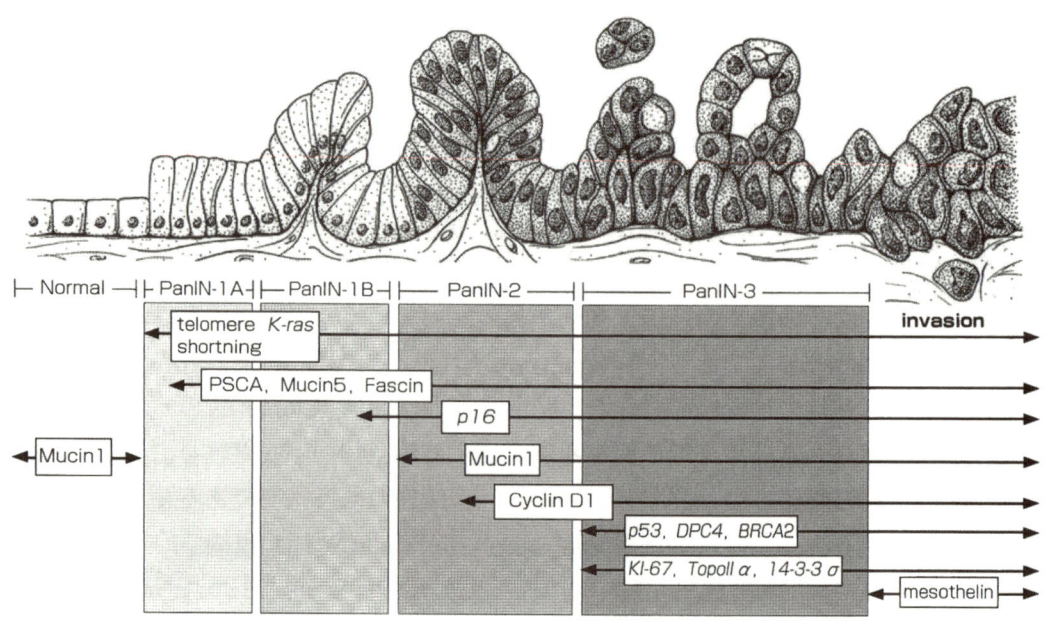

■ 그림26 췌장암의 다단계 발암 가설 ■
[Adapted by permission from Macmilan Publishers Ltd : [Modern Pathology](Vol 16, No9 : 902 – 912), copyight (2003)[3]]

Rb-1, cyclin D-Cdk4 및 cyclin D-Cdk6 복합체의 인산화를 방지한다.[5)6)] 췌장암은 p53 변이가 50~75% 빈도로 일어나 세포분열과 세포사멸 대부분이 췌장암에서 제어가 되지 않는 것을 의미한다. p53에 제어된 유전자 14-3-3δ는 신호전달, 세포소멸, 세포골격 구성에 관여하지만 p53에 의한 G2 정지의 조절자이기도 하다.[7)] P53이 DNA에 결합하면 p21 생성이 증가한다. cyclin D와 싸이클린의존성인산화효소(CDK)의 복합체는 p21 생성을 저하시켜 G1-S기에서 세포주기를 정지시키고 DNA 복구시간을 주게 된다. p53에 변이가 있으면 DNA에 결합되지 않고 p21 생성이 저하돼 세포성장에 이상을 가져온다. 췌장암 30~60%에서 p21 활성 저하가 확인되고 있다.[8)] 췌장암의 암유전자가 다수 확인되고 있지만 가장 대표적인 것은 KRAS 2 점돌연변이(point mutation)이고 췌선암의 90% 이상을 점한다.[9)] 이것은 K-ras 변이의 가장 많은 분획이다. 췌선암 외에 만성췌장염에서도 일어날 수 있다.

췌장암 수술 후 보조화학요법은 젬시타빈(Gemcitabine)이 표준치료이지만 2009 미국 임상종양학회에서는 젬시타빈이, 유럽에서는 5-FU와 류코보린 Leucovorin(5-FU/FA)이 표준치료로 되어 있다. 5-FU/FA 사이에서 생존기간 차이는 없다는 것이 보고되고 있다. 이것은 조직학적으로 확인된 췌장암 환자에 대한 수술 후 보조화학요법으로 젬시타빈 단제(単剤)와 5-FU/FA의 연명효과를 비교한 결과, 생존기간에 차이는 없었다라는 국제다시설실험 'ESPAC-3(v2)'의 결과에 근거한 것으로 안전성에 있어 젬시타빈 약은 부작용이 적었다. 췌장암 수술 후 보조요법으로 양쪽을 직접 비교한 대규모 실험은 이것이 처음이다.

5-FU/FA군에서는 각 사이클 첫날만 류코보린 $20mg/m^2$, 1~5일에는 5-FU $425mg/m^2$를 투여하고 그 뒤는 약 복용을 쉬고, 28일을 1사이클로 해서 6사이클 치료했다. 젬시타빈군에서는 젬시타빈 $1,000mg/m^2$를 28일을 1사이클로 해서 1일, 8일, 15일째 투여했다. 양쪽 모두 치료는 총 6사이클을 실시했다. 그 결과 생존기간 평균치는 5-FC/FA(551명)은 23개월(95% CI: 21.1-25.0), 젬시타빈(537명)은 23.6개월(95% CI; 21.4-26.4)로 통계학적으로 유의미한 차이는 보이지 않았다. 부작용은 백혈구 감소, 혈소판 감소 빈도는 젬시타빈 쪽이 약간 높았지만 그 외에는 5-FU/FA 쪽이 많고, 특히 등급 3, 4의 구내염(5-FU/FA군 10%, 젬시타빈: 10%), 설사(13%, 2%) 등이었다.

KRAS(증식 신호전달에 관여하는 유전자) 변이와 BRAF(세포성장을 조절하는 유전자)의

변이에 의한 RAS/RAF/MEK/ERK 전달증폭작용의 항상적활성화는 담도암에 높은 빈도로 확인되는 것이 최근 알려졌다. AZD 6244는 경구항암제 MEK 억제제다. 2009 미국 암학회에서 진행성담도암에 대한 2단계 임상실험 결과가 보고되었다(Abstract No. LB-129). 주요 평가항목은 RECIST 평가에 의해 유효율로 평가 가능한 22례 중 13.6%였다. 평균 무진행생존기간은 7개월, 평균 생존기간은 8.2개월이었다. 부작용은 발진 65%, 설사 53%였다. 예전 치료병력이 없는 PO 0-2에서 국소진행췌장암 및 전이성췌장암에 젬시타빈 1,000mg/m^2, 세륙시맙 400mg/m^{2}를 당일, 1,250mg/m^{2}는 8일 후 같은 양으로, 옥살리프라틴 100mg/m^{2}는 2일 간격으로 2주간 치료한 유효성과 안정성을 2008 미국 임상종양학회 소화기암심포지엄(ASCO GI)에 보고했다(Abstract No.145). 평균 무진행생존기간은 6.9개월(국소진행췌장암 7.5개월, 전이성췌장암 4.5개월), 유효율은 24%(95%CI; 12-40), 암제어율 75.6% (95%CI; 59.7-87.6), 1년 생존율은 53%(95%CI; 30-71)였다.

화학요법에 따른 부작용으로 10% 이상 피험자에게 보여진 등급 3, 4의 독성은 호중구 감소증, 간기능 장해, 권태감, 설사, 말초신경장애 등이 있고, 생존기간 연장이 확인되어 본 치료도 새로운 분석이 필요하다.

전이성췌장암에 대한 젬시타빈의 단제요법 생존기간(MST)은 6~7개월이고, 다제병용요법에서도 생존기간이 연장되지 않았다. 그런데 폴피리녹스 제2상실험에서는 생존기간이 9.5개월로 연장되었다. 젬시타빈 단제와 폴피리녹스의 무작위화 비교 제2상실험에서 유효율이 폴피리녹스(38.7%)가 젬시타빈 단제(11.7%)보다 양호하다고 보고했다(ASCO 2007, Abstract No.4516). 이 실험은 조직 및 세포 검사로 진단했다. 화학요법과 방사선치료 경험이 없는 췌장암 환자를 무작위로 2군으로 나눴다. 폴피리녹스와 옥살리플라틴을 1일 85mg/m^2, 1일 이리노테칸 180mg/m^2, 1일 LV 400mg/m^2, 그 뒤 5-FU 400mg/m^{2}를 정맥투여, 또 2,400mg/m^2 46시간 지속투여의 격주 투여를 반복했다. 젬시타빈 단제투여군은 1,000mg/m^2 정맥주사를 매주 총 7회를 8주간, 그 후 매주 3회 치료를 4주간 투여했다. 폴피리녹스의 등급 3, 4 부작용은 호중구 감소 51.5%, 혈소판 감소 12%, 권태감 27% 등이었지만 유효율은 폴피리녹스 38.7%, 젬시타빈 11.7%로 폐암 1차치료제로서 젬시타빈의 우수성이 증명되었다. 이 실험은 PS1 이하 사례로 대상을 한정하고 있고 일본에서 표준치료제로 곧 승인받는 일이 남았지만 이리노테칸, 옥살리플라틴 이 추가됨에 따라 앞으로 췌장암 화학요법에 큰 전환을 기대한다.

또 다른 희소식은 2010년 미국 임상종양학회 연차총회에서 전이성췌선암에 대해 폴피리녹스가 젬시타빈와 비교해 전 생존기간 및 무증악생존기간을 유의미하게 개선할 수 있다는 사실이 3상실험 결과로 확인됐다는 것이다(ASCO 2010, Abstract No. 4010). 폴피리녹스 항암요법의 3상연구(Prodige 4-ACCORD 11) 실험에서 전이성췌선암에 대한 표준치료제 젬시타빈을 투여한 군과 과거 2상실험에서 유효율이 젬시타빈을 상회한 결과를 보인 폴피리녹스 투여 군을 비교했다. 주요 평가항목은 생존기간, 부차적 평가항목은 유효율, 독성, 무진행생존기간, 삶의 질이었다. 폴피리녹스는 2007 미국 임상종양학회에서의 발표와 같이 L-OHP 85mg/m^2, 류코보린400mg/m^2, CPT-11 180 mg/m^2, 5-FU 400mg/m^2 추가 투여 후 2,400mg/m^2를 46시간 계속 투여해 2주를 1사이클로 했다.

한편 젬시타빈군에서는 1,000mg/m^2를 최초 8주 중 7주는 매주, 그 뒤 4주 중 3주는 매주 투여했다. 췌선암이 확인된 342명을 무작위로 폴피리녹스와 젬시타빈을 투여했다. 추적조사 기간은 평균 19.5개월. 그 결과 평균 생존기간은 폴피리녹스 10.5개월, 젬시타빈은 6.9개월로 유의미하게 폴피리녹스 치료그룹에서 연장되었다(HR; 0.61, 95%CI; 0.46-0.81, p<0.001). 유효율은 폴피리녹스그룹 27.6%, 젬시타빈그룹 10.9%로 유의미한 차이를 확인(p=0.0008)했다. 그 위에 무진행 평균생존기간은 폴피리녹스군 6.4개월, 젬시타빈 3.4개월(p<0.0001)로 유의미한 차이가 인정되었다. 부작용인 구토, 피로감, 설사, 호중구 감소증도 유의미하게 폴피리녹스 치료 그룹에서 높았다.

암백신치료로는 관서의과대학 외과팀이 개발한 테일러메이드 암펩타이드 백신치료가 젬시타빈과 병행하여 수술이 불가능한 4기 췌장암에 유효할 가능성이 2010년 보고되었다. 이 2상실험은 HLA-A24에 구속성 14종류와 HLA-2 구속성 16종류 펩타이드와 환자의 말초혈액을 사용해 8주간을 1사이클로 치료했다. 젬시타빈 1,000mg/m^2를 1, 8,15일에 1사이클로 반복 투여하고 백신은 1종류당 3.0mg를 매주 투여했다. 21명 중 부분관해 7명, 불변 9명, 진행 5명으로, 평균생존기간은 9.0개월(95%CI ; 6~15.5개월)이었다.

한편 와카야마 현립의과대학 제2외과의 야마우에 히로키 교수는 수술이 불가능한 진행성

췌장암 및 재발췌장암에 대해 백신으로 사용하는 혈관내피성장인자 수용체 2(VEGFR 2)의 에피토프 펩타이드(VEGFR-169, OTS102)와 젬시타빈을 투여하는 2상 및 3상 실험을 2009년부터 시작했다. 이것은 벤처기업 온코테라피 사이언스의 임상시험으로 행해졌다. 주요 평가항목은 전 생존기간으로 3분의 2 환자가 백신과 젬시타빈을 투여받고, 3분의 1 환자가 위약 placebo과 젬시타빈을 투여받았다. 투약은 4주간을 1사이클로 매주 1회 2.0mg의 백신을 피하에 주사하고, 젬시타빈은 1주째부터 3주째까지 매주 1,000mg/m²를 정맥주사하며, 4주째는 약을 복용하지 않는 표준요법과 병용해 성과가 기대되고 있다.

2009 미국 암연구협회에서 도쿄대학 의과학연구소와 오카모토 마사토 박사는 진행성췌장암에 젬시타빈, S-1 화학요법과, 췌장암 관련 항원을 이용한 수지상세포치료 병용이 유효할 가능성이 있다고 발표했다. 대상은 수술이 불가능한 췌장암 환자로 S-1과 젬시타빈 등 표준치료에서 '안정' 아니면 '진행'된 18명이었다. 수지상세포는 백혈구를 제거한 채혈로부터 GM-CSF와 IL-4의 존재하에서 CD^{14+} 단구를 생산해 OK-432로 성숙시켜 췌장암특이항원(1례를 빼고 MUC-1이나 WT-1, 또는 둘 다)으로 자극한 후 투여했다. 환자는 젬시타빈과 S-1 양쪽, 또는 어느 쪽이든 병용해서 펩타이드를 추가한 수지상세포를 1회당 1 x 10⁷개, 2주 간격으로 4회부터 12회를 피부에 주사했다. 결과는 18명 환자 중 2명(11.1%)에서 완전관해, 7명(38.9%)은 부분관해, 5명(27.8%)은 불변, 4명(22.2%)은 악화였다. 유효율은 50.0%로 높고, 장기간 생존도 확인되었다. 암의 면역감시기구는 복잡하지만 쥐의 동물실험에서 침윤성부터 침습성 암까지 검사한 결과, 종양연관 대식세포, 골수유래 억제 T세포가 암발생 초기부터 침범까지 췌장암 발생에 관여하고 있고 항종양면역을 억제하고 있을 가능성이 있다.[10] 활동T세포는 침습에 미량으로 있으며 종양골수유래 억제 T세포가 존재하는 것에 관계하고 있을지도 모른다.

저자의 병원은 췌장암에 대한 수지상세포 암백신 치료성적과 증례를 제시한다. (표38~표40)

【증례: 66세, 남성, 췌장암 4기a】

2008년 1월 발견했다. 지역 현립암센터에서 젬시타빈 화학요법을 1사이클 치료했지만 부작용이 심해 계속 치료하기가 어려워 우리 병원에서 치료를 희망, 같은 해 3월 초진을 받았다.

■ 표38 췌장암 환자 배경 ■

Characteristics		No. of Patients	%
Sex	Male	8	44.4
	Female	10	55.6
Mean age (y.o.)		61.6 ± 8.3	
Stage	II	1	5.6
	III	1	5.6
	IVA	8	44.4
	IVB	8	44.4
PS	0	4	22.2
	1	8	44.4
	2	2	11.1
	3	4	22.2
Previous cancer therapy			
	GEM based	14	77.8
	others	3	16.7
operation		1	5.6

■ 표39 수지상세포 암백신을 사용한 췌장암 환자의 인공항원 ■

Cancer Antigen	No. of Patients	%
MUC-1	2	11.1
WT-1, MUC1	5	27.8
MUC-1, CA125	1	5.6
MUC-1, CEA	1	5.6
WT-1, MUC-1, CA125	3	16.7
WT-1, MUC-1, CEA	5	27.8
WT-1, CEA, MUC-1, CA125	1	5.6

■ 표40 표준치료 효과가 없는 진행성 췌장암에 대한 수지상세포 암백신의 효과 ■

Clinical responses	CR	PR	SD	PD	Total
사례수	1	5	7	5	18
%	5.6	27.8	38.9	27.8	100

주효율 33.3%, 암억제율 72.2%

WT-1, MUC-1, CA-125를 추가한 수지상세포 암백신을 1사이클 치료한 결과, 원발소는 소실되고 전이성 간암도 확실히 줄어 축소율은 78%였다. 또 DUPAN-2 종양표지자는 25,300에서 1,640 U/ml로 두드러지게 낮아졌다(그림27).

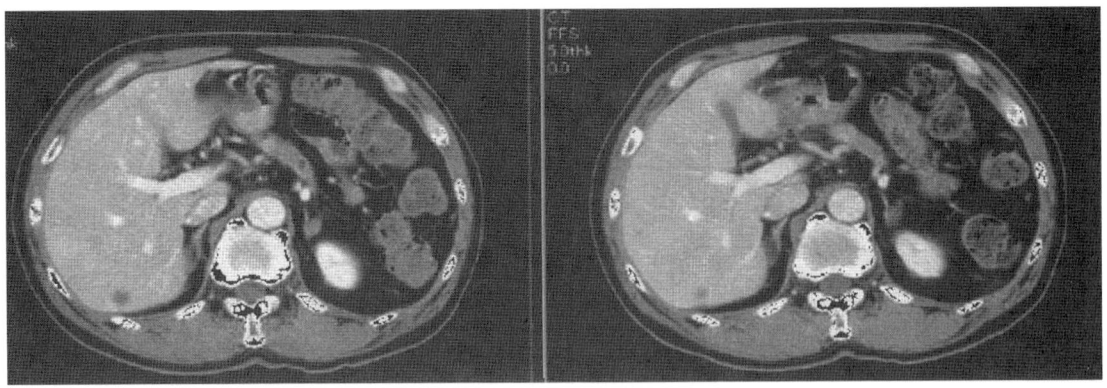

치료전　　　　　　　　　　　치료후

■ 그림27 췌장암환자의 CT영상 ■
원발암과 전이된 암 부위 소멸

Reference

1) Gisselsson D, Pettersson L, Hoglund M, Heidenblad M, Gorunova L, Wiegant J, Mertens F, Dal Cin P, Mitelman F, Mandahl N : Chromosomal breakage-fusion-bridge events cause genetic intratumor heterogeneity. Proc Natl Acad Sci USA 97, 5357-5362, 2000.

2) Van Heek NT, Meeker AK, Kern SE, YeoCJ, Lillemoe KD, Cameron JL, Offerhaus GJ, Hicks JL, Wilentz RE, Goggins MG, De Marzo AM, Hruban RH, Maitra A : Telomere shortening is nearly universal in pancreatic intraepithelial neoplasia. Am J Pathol161 : 1541-1547, 2002.

3) Jan-Bart M Koorstra, Steven R Hustinx, G Johan A Offerhaus, Anirban Maitra : Pancreatic Carcinogenesis. Pancreatology 8 : 110-125, 2008.

4) CaldasC, Hahn SA, da Costa LT, Redston MS, Schutte M, Seymour AB, Weinstein CL, Hruban RH, Yeo CJ, Kern SE : Frequent somatic mutations and homozygous deletions of the p16 (MTS 1)gene in pancreatic adenocarcinoma. Nat Genet 8 : 27-32,1994.

5) Russo AA, Tong L, Lee JO, Jeffrey PD, Pavletich NP : Structural basis for inhibition of the cyclin-dependent kinase Cdk6 by the tumour suppressor pi6INK4a. Nature 395 : 237-243, 1998.

6) Liggett WH Jr, Sidransky D : Role of the pi6 tumor suppressor gene in cancer. J Clin Oncol16 : 1197-1206, 1998.

7) Hermeking H, LengauerC, Polyak K, He TC, Zhang L, Thiagalingam S, Kinzler KW, Vogelstein B : 14-3-3 sigma is a p53~regulated inhibitor of G2/M progression. Mol Cell 1 : 3-11,1997.

8) Garcea G, Neal CP, Pattenden CJ, Steward WP, Berry DP : Molecular prognostic markers in pancreatic cancer: a systematic review. Eur J Cancer 41 : 2213-2236, 2005.

9) Almoguera C, Shibata D, Forrester K, Martin J, Amheim N, Perucho M ; Most human carcinomas of the exocrine pancreas contain mutant c-K-ras genes. Cell 53 : 549-554, 1988.

10) Clark CE, Hingorani SR, Mick R, Combs C, Tuveson DA, Vonderheide RH : Dynamics of the immune reaction to pancreatic cancer from inception to invasion. Cancer Res 1 ; 67 : 9518-9527, 2007.

11-6 폐암

일본에서 암은 1981년 이후 사망원인 1위로서 그중 폐암은 그림28에 의하면 위암을 제치고 남성 암 사망원인 1위가 되고 있다. 특히 비소세포폐암은 항암치료가 잘 안 되는 암 중 하나다.

최근 수니티닙말산염과 소라페닙(상품명 넥사바)의 사용 결과가 화제였는데 차세대 멀티형 분자표적 약으로 비소세포성 폐암 치료에 주목받고 있다. 모두 게피티닙(상품명 이레사) 및 엘로티닙(타세바)과 달리 성별, 흡연 경험의 차이가 없고 게피니팁 적용 이외의 환자에게 기대를 받고 있다.

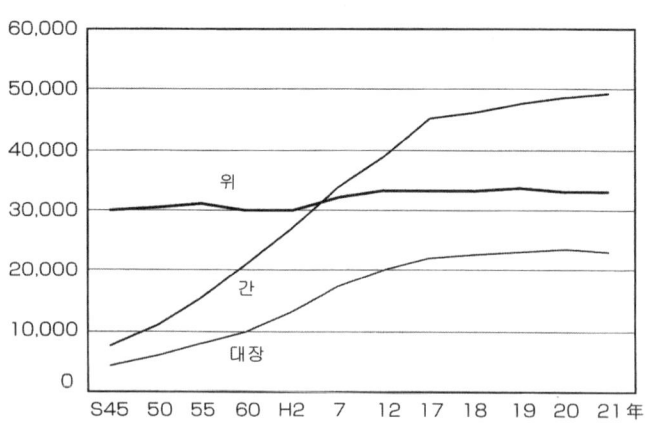

■ 그림28 악성암의 주요부위별로 본 사망수의 변화 (남) ■
(후생노동성 보도발표자료 : 2009년 인구 변동조사에 의함)

일본에서 승인된 이레사와 타세바를 비교하면 이레사와 달리 타세바는 장기 유효 증례를 보여 준다. 남성에게 편평상피암, 흡연력이 있고 상피세포성장인자수용체(EGFR) 유전자 변이 없음 등의 조건은 이레사가 유효하지 않지만, 에버로리무스(상품명 아피니토)와 이레사를 병용한 경우 같은 모집단에서 조절비가 60%였다고 보고되었다.

또 비소세포성폐암에서 EGFR는 조기에 베바시주맙을 병용하면 EGFR 저해제가 유효하지 않아도 기간을 1년 이상 연장한다고 하는 우수성이 2008년 미국 임상종양학회에서 발표되었다. 같은 학회에서 이레사가 유효한지 어떤지는 EGFR유전자 변이뿐만 아니라 혈액 중 EGFR 농도도 지표가 되는 것으로 보고되었다. 또한 이레사와 CPT-11 병용치료는 상승효과가 있어 이레사가 유효하지 않는 사례에서도 주효하다고 보고되었다.

비소세포폐암에 EGFR 변이가 있는 환자는 우선 이레사를 투여하는 쪽이 카보플라틴과 탁솔을 투여한 경우보다 통계학적으로 유의미하게 무진행생존기간(PFS)을 연장했으며, 생존율도 유의미하진 않더라도 높아지는 경향이 무작위 3상실험에서 확인되었다. 치료 시작 1년 후의 PFS는 이레사 24.9%, 카보플라틴과 탁솔은 6.7%였다. EGFR 변이가 확인된 서브그룹의 해석에서 이레사군의 PFS는 카보플라틴이 탁솔보다 유의미하게 길었다(HR; 0.48, 95%CI; 0.36-0.64, P<0.001). 한편 EGFR변이가 인정되지 않았던 다른 그룹에서는 카보플라틴/탁솔군 PFS가 유의미하게 길었다(HR; 2.85, 95% CI; 2.05-3.98, P<0.001)1).

유럽에서는 국제적인 무작위화 이중맹검(二重盲檢) 3상실험(NSCLC) 결과에 근거해 진행 비소세포폐암 EGFR 티로신 키나아제 저해제인 앨로티닙 1차 치료를, 백금계항암제로 치료받아 안정상태가 된 환자의 유지관리요법으로 유럽위원회에서 승인되었다. 실험은 3기B부터 4

기 비소세포폐암으로 백금계항암제에 의한 1차 치료를 4사이클 한 후 진행이 보이지 않는 환자를 대상으로 타세바와 위약군으로 나누어 비교했다. 타세바군은 타세바를 1일 150mg 복용한 884명을 평가했다. 주요 평가항목인 PFS의 평균치는 타세바에서 12.3주, 위약군은 11.1주였다(HR; 0.71, 95%CI; 0.62 - 0.82, p<0.0001). 면역염색에서 EGFR 양성 환자에게 타세바와 위약군을 투입했을 때의 비교는 전자의 PFS는 12.3주인 것에 반해 후자는 11.1주(HR; 0.69, 95%CI; 0.58 - 0.82, p<0.0001)였다. 등급 3 이상 부작용은 9%에서 피부 발진이 보였다.[2]

소세포성폐암에 넥시바+백금제제는 마지막 기회로 사용될지도 모른다(SWOG(0435)실험 2008 ASCO, Abstract No. 8039). 35%가 유효하다는 낭보였다.

폐암에 대한 백신효과는 세계 곳곳에서 보고되었다. 국립대만대학병원은 기존 치료가 효과 없던 폐암 환자 8명에게 자신의 암세포를 사용한 백신을 투여한 결과 3명에게 효과가 있었다고 보고했다. 또 미국의 스탠포드대학은 직장암과 폐암 환자 12명에게 인공항원을 사용한 백신을 투입한 결과 6명에게 효과가 있었다고 보고했다. 수지상세포를 폐암에 직접 주입하는 방법도 효과가 있다는 보고가 있지만 폐렴이 발병하기도 하고 흉수가 차는 부작용이 있기 때문에 국소치료로는 많은 주의가 필요하다.

폐암 백신치료는 자기 암 조직 속에 접종하기 어렵다는 점과, 인공항원 개발이 늦어지고 있어 아직 안정된 성적을 올릴 수 없는 것이 세계적인 현상이다.

C 버츠(Butts) 박사는 비세포성폐암 3기B와 4기를 대상으로 MUC-1을 타깃으로 한 펩타이드백신, L-BLP백신을 무작위 2상실험 결과를 보고했다.[3] L-BLP25 균형평가표(BSC)(n=88)와 BSC(n=83)로 비교한 결과 후자는 생존기간이 13.0개월, L-BLP25는 17.4개월로 유의미한 차이는 없었다(p=0.112). MAGE-A3 항원은 비세포성폐암 35%에서 발현되었다.[4] 반스틴키스트 교수는 비세포성폐암 1기B~2기를 대상으로 MAGE-A3 펩타이드백신에 의한 무작위 2상 임상실험을 했지만, 위약군과의 유의미한 차이는 없었다(p=0.88)고 보고했다.[5] PT-3512676은 TLR 9 작용제로 개발되어 항원특이적 항체생산유도, B세포 증식 자극, IFN-α 생성 유도, NK세포 활성을 유도하는 것을 알 수 있었다.[6]

마네골드 박사는 PT(백금과 탁솔)와 PF-3512676(n=74) 및 PT(n=37)를 비교하는 무작위

■ 표41 폐암 환자 배경과 수지상세포 암백신에 대한 임상효과 ■

No.	age	sex	stage	PS	Ag	pathology	DC times	Clinical responses	Survival time from 1st DC (days)	Previous treatment	Treatment (with DCs)	Post-vaccination
1	41	M	IIIA	0	MUC-1, CA125	adeno	8	CR	420 <	ope, Gefitinib	Gefitinib	unknown
2	70	M	ED	2	WT-1	small	8	SD	368	none	none	none
3	80	F	IIIB	2	WT-1, MUC-1	adeno	8	SD	490 <	ope, Gefitinib	none	unknown
4	89	F	IIA	1	MUC-1, CEA	adeno	8	PR	125 <	none	none	unknown
5	74	F	IIIA	1	WT-1, MUC-1	adeno	16	SD	485 <	ope	none	LME
6	60	M	IIIB	2	MUC-1, CA125	squamous	6	SD	131	CDDP+VNR	none	none
7	58	M	IV	2	WT-1, CEA, MUC-1	adeno	8	SD	405 <	none (CKD Stage 3)	none	LME
8	64	M	IIIA	2	MUC-1, CEA	adeno	8	SD	690 <	none	none	unknown
9	59	M	IIIB	2	WT-1, MUC-1	squamous	5	PD	362		none	unknown
10	41	F	IV	1	WT-1, MUC-1, CA125, CEA	adeno	8	PR	335 <	CBDCA+TXT	CBDCA+TXT	CBDCA+docetaxel
11	45	F	IIIB	0	MUC-1, CA125	adeno	8	PR	245 <	TXT	none	CDDP+pemetrexed
12	70	M	IV	1	WT-1, CEA, MUC-1	adeno	5	PD	305	ope, radiation, chemo-therapy (unknown)	none	LME
13	57	M	IV	2	WT-1, CA125	large	8	PD	329	CDDP+VNR, radiation	Gefitinib	unknown
14	64	F	IV	3	MUC-1, CA125, CEA	adeno	8	PD	70	ope, CBDCA+PTX, Gefitinib, Erlotinib	none	none

LME : metronomic chemotherapy : cyclophosphamide 50mg, MTX 5mg/w

■ 표42 표준치료약이 효과가 없는 진행성 폐암에 대한 수지상세포 암백신의 효과 ■

Clinical responses	CR	PR	SD	PD	Total
사례수	1	3	6	4	14
%	7.1	21.4	42.9	28.6	100

주효율 28.5%, 암억제율 71.4%

2상 임상실험을 한 결과, 후자는 생존기간이 6.8개월이었던 것에 비해 전자는 12.3개월이었다.[7] 이 결과를 바탕으로 두 가지 3상 임상실험을 했지만 모두 화학요법과 PF-3512676 병용군에서 우월성이 없어 도중에 중지되었다.[8)9)]

한편 소세포성폐암과 비소세포성폐암에 공통인 만능형 암항원, WT-1 펩타이드에 관한 연구가 진행되고 있는 등 기대 가능한 요소가 많고 폐암에 대한 '암면역세포요법'의 평가가 이뤄지는 것도 긴 시간이 걸리지 않을 것이다.

저자의 병원에서 수지상세포 암백신의 유효율은 28.5%였으며, 환자 배경 및 치료효과는 표41와 표42에 나타나 있다. 치료한 폐암의 증례는 다음과 같다.

【증례: 41세, 여성】

2009년 10월 등쪽 통증으로 근처 병원에서 진료한 결과, 원발성폐선암이 우측부신에 전이돼 4기로 진단돼 파라플라틴+TXT 화학요법을 시작했다. 같은 시기에 수지상세포 암백신 치료도 시작했다. 1사이클 실시 후 부신 전이는 없어지고 종양 수치가 떨어졌다(그림29).

치료전 CT
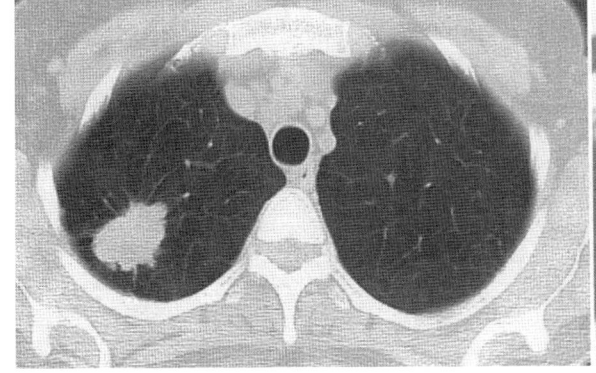

치료후 CT
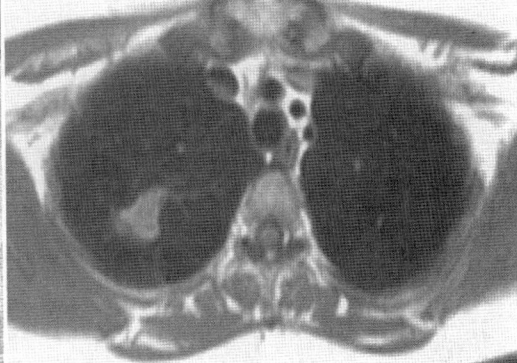

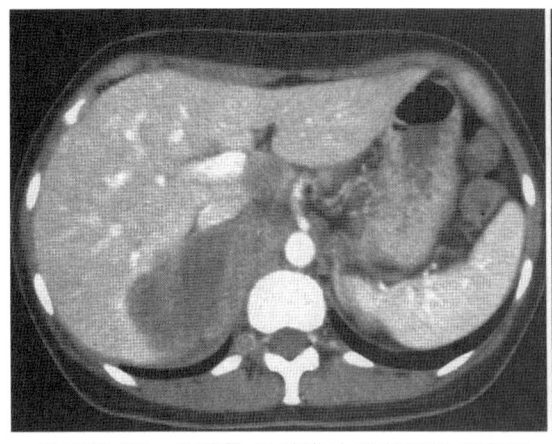 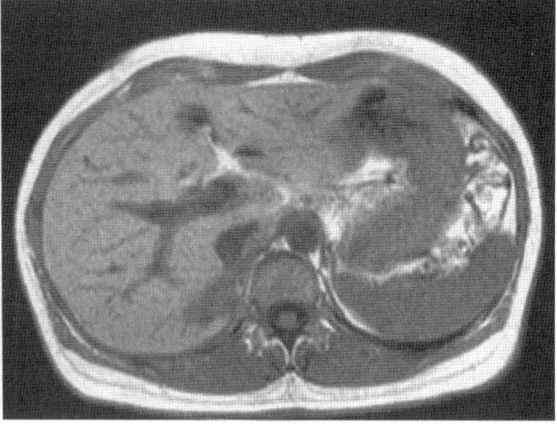

치료전 CT : 오른쪽 부신에서 간상부에 침윤됨   치료후 CT : 현저하게 축소됨

	치료전	치료후
CEA	1,910	155 ng/ml
CA125	698	11.2 U/ml
CA72-4	2,300	14.6 U/ml

■ 그림29 폐암(증례 10)의 CT ■

Reference

1) Mok TS, Wu YL, Thongprasert S, Yang CH, Chu DT, SaijoN, Sunpaweravong P, HanB, MargonoB, Ichinose Y, Nishiwaki Y, OheY, Yang JJ, Chewaskulyong B, Jiang H, Duffield EL, Watkins CL, Armour AA, Fukuoka M : Gefitinib or carboplatin-paclitaxel in pulmonary adenocarcinoma. N Engl J Med 3 ; 361(10) : 947-957, 2009.

2) Cappuzzo F, Ciuleanu T, Stelmakh L, Cicenas S, Szczesna A, Juhasz E, Esteban E, MolinierO, BmggerW, Melezenek I, Klingelschmitt G, KlughammerB, Giaccone G : Erlotinib as maintenance treatment in advanced non-small-cell lung cancer : a multicentre, randomised,, placebo-controlled phase 3 study. Lancet Oncol 11(6) : 521-529, 2010.

3) Butts C, Murray N, Maksymiuk A, Goss G, Marshall E, Soulieres D, Cormier Y, Ellis P, Price A, Sawhney R, Davis M, Mansi J, Smith C, Vergidis D, Ellis P, MacNeil M, Palmer M : Randomized phase IIB trial of BLP25 liposome vaccine in stage IIIB and

TV non-small-cell lung cancer. J Clin Oncol 20 ; 23 (27) : 6674- 6681, 2005.

4) Sienel W, Varwerk C, Linder A, Kaiser D, Teschner M, Delire M, Stamatis G, Passlick B : Melanoma associated antigen (MAGE)-A3 expression in Stages I and II non-small cell lung cancer : results of a mult-center study. Eur J Cardiothorac Surg 25 (1) : 131-134, 2004.

5) Vansteenkiste J, Zielinski M, Linder A, et al : Final results of a multi-center, double-blind, randomized, placebo-controlled phase II study to assess the efficacy of MAGE-A3 imm unotherapeutic as adjuvant therapy in stage IB/I I non-small cell lung cancer (NSCLC) [abstract 7554]. J Clin Oncol 25 (suppl18) : 398s, 2007.

6) Gupta K, Cooper C : A review of the role of CpG oligodeoxynucleotides as toll-like receptor 9 agonists in prophylactic and therapeutic vaccine development in infectious diseases. Drugs R D 9 : 137-145, 2008.

7) Manegold C, Gravenor D, Woytowitz D, Mezger J, Hirsh V, Albert G, Al-Adhami M, Readett D, Krieg AM, Leichman CG : Randomized phase II trial of a toll-like receptor 9 agonist oligodeoxynucleotide, PF-3512676, in combination with first-line taxane plus platinum chemotherapy for advancedstage non-small-cell lung cancer. J Clin Oncol 26 : 3979-3986, 2008.

8) Manegold C, Thatcher N, Benner RJ, et al: Randomized phase III trial of gemcitabine/ cisplatin with or without PF-3512676 as first line treatment of advanced non-small cell lung cancer (NSCLC) [abstract 8017]. J Clin Oncol 26 (suppl15) : 428s, 2008.

9) Hirsh V, Boyer M, Rosell R, et al:Randomized phase III trial of paclitaxel/ carboplatin with or without PF-3512676 as first line treatment of advanced non-small cell lung cancer (NSCLC) [abstract 8016]. J Clin Oncol 26 (suppl15) : 428s, 2008.

11 – 7 유방암

출산 경험이 없는 여성에게 유방암 발생이 증가하고 있는데 특히 40~45세에서 발병률의 차이를 보여 준다.[1] 젊은 층에서는 초산을 경험하고 출산 횟수가 많을수록 위험성은 낮아진다.[2] 첫 임신·출산 연령이 35세 이상일 경우 유방암 발병 위험률이 34% 증가한다. 수유 기간은 길수록 위험률이 낮아지는 경향이 있다. 미국에서 수유를 6개월 정도 하는 것은 유아 건강상 권장되고 있다. 하지만 1988년 조사에서 모유 수유를 하는 것은 출산 엄마의 32%뿐이라 유방암 발병률 억제를 위해 수유 및 수유기간 연장을 권하는 것은 현실성이 없다.

유방암은 BRCA-1, BRCA-2 등의 유전자이상이 가족력인 것으로 보고되었고 고위험군에 대한 예방적 약물요법이 시도되었다.[3)4)] 미국 국립유방암임상연구협회의 P-1 실험 결과, 골다공증을 가진 폐경 이후 여성에 대해 락롤시펜과 타목시펜은 유방암 발병률을 저하시켰지만 심부정맥혈전증 빈도가 상승함을 보여 주었다.[5] 조직학적 이형도(histological grade·HG)는 통상 병리진단에 사용되는 HE 염색표본을 현미경으로 봄으로써 암조직의 세포 형태(선관형성의 정도), 핵소견(핵이형도와 핵분열상의 수)을 몇 단계로 나눠 예후판정 지표로 하는 분류로서, 저렴하고 간단하지만 주관이 개입되는 것을 부인할 수 없다. 유럽과 미국에서는 조직학적 이형도의 판정은 Nottingham combined histological grade (Scarff-Bloom-Richardson의 조직학적 분류를 Elston-Ellis가 수정한 것)가 범용되고 있는데, 이들의 HG 판정기준에 대해서는 다양한 수정안이 제시되고 있다.[6]

유방암의 예방인자로 특징적인 것은 호르몬 수용체다. 에스트로겐(ER) 수용체는 핵 내 가족력 수용체의 하나이고 표적세포의 핵 안에 존재해 배위자의존성에 표적유전자의 전사(転寫)를 조절하는 전사조절인자이다.[7] 프로게스테론 수용체(PgR)는 ER과 같은 핵 내 수용체인데 에스트로겐-ER계 생성의 하나이기도 하다. ER 혹은 PgR 양성유방암은 호르몬 의존성이 있다고 판단된다. 이들은 예후가 양호한 인자이다. 그 외에 증식인자수용으로 세포막수용체(HER2)와 상피세포성장인자수용체(EGFR)가 알려져 있다. HER2 암유전자는 세포막에 존재하는 증식인자수용체를 코드(code)한다. HER2 유전자는 사람의 17번 염색체에 존재하고 세포 분화와 증식, 생존 조절에 관여하고 있어, 암 증식에 중요한 역할을 하고 있다. 유방암 환자 15~30%에서 HER2 유전자 증폭 및 단백질 과잉발현이 확인되며 이 같은 증례는 예후가 나쁘다. HER2 유전자 증폭 및 단백질 과잉발현은 다른 병리학적 인자와의 강한 상관성은 인정되지 않고 비교적 독립된 예후인자로 인식되고 있다. 허셉틴은 HER2 단백질 세포 외 영역에 선택적으로 결합하는 유전자, 사람 모노클롬 항체로 HER2 단백질 과잉발현은 허셉틴 치료의 강력한 효과 예측인자이다. ER이 양성이어도 HER2가 증폭 또는 과잉발현하고 있는 증례는 호르몬요법이 듣지 않는다. HER2 과잉발현을 나타내는 증례는 안스라시클린을 포함한 화학요법의 효과를 기대할 수 있다.[8] 장기 투여는 심부전, 이차성백혈병 부작용을 감안해야 한다. EGFR은 HER2와 같이 막관통형의 증식인자수용체(HER1)로 배위자는 EGF이다. EGFR의 강한 발현에서는 예후가 나쁘고 호르몬수용체 발현과 역상관하고 있다.[9] 유방암의 세포주기관련인자로서 대표적인 것에는 p53, Cyclin D1, PCNA, Ki-67이 있다.

종양억제유전자 p53은 대부분의 암에서 높은 빈도로 변이를 일으키고 있고 변이양성유방암은 고도로 악성도가 높다. p53 기능은 DNA가 장해를 가진 경우 반응이 높다. DNA가 복구되기까지 p21/WAF1의 반응을 유도해 세포주기를 G1기로 멈추게 하고 DNA 장해를 받은 세포소멸(apoptosis)을 유도한다.[10] p53 단백의 DNA 종합영역에 영향을 미치는 변화가 일어나는 경우는 p53 단백의 반감기를 연장해 핵 내에 축적되지만 프레임시프트와 넌센스변이 경우는 핵 내 축적이 일어나지 않는다. 변이양성유방암 60% 정도가 면역염색에서 핵 내 축적이 확인된다. 예후인자로서 림프절 전이와 종양경과는 독립된 인자로 p53 변이양성유방암에서는 ER, PgR 음성이 많고, 화학요법 부작용이 있다는 보고가 많다.[11]

세포주기제어기구의 중심에 있는 세포주기제어인자(cell cycle regulators) 사이클린 D1은 자기에게 맞는 사이클린과 상호작용으로 인해 활성화되는 효소, CDK 4(cyclin dependent kinase 4)와 결합하여 Rb를 인산화하고 전사인자 E2F1을 활성화하는 것으로 G0, G1기부터 S기로 세포주기의 진행을 촉구하고 있다.

사이클린 D1은 ER 양성유방암에 많이 나타나고 유전자 증폭과 단백질 발현 양성에서는 예후가 나쁘다고 하는 것과 차이가 없다는 보고가 있다. ER α 양성에서는 사이클린 D1 고발현이 저발현에 비해 예후가 나쁘다고 되어 있다. 경피적세침생검(PCNA)과 세포증식마커 Ki-67은 세포 핵에 존재하는 단백질로 세포증식능에 대한 평가가 가능하다. 또 세포주기제어인자 속에서 가장 중심적인 역할을 하는 단백질 활성화효소(CDK) 중, G2/ M기를 제어하고 있는 것이 cdc2 유전자이다. cdc2 유전자는 PCNA, Ki-67보다도 증식기를 선택적으로 억제할 수 있어 예후인자로서 가치가 높다. 실제로 일본유방암학회 연구반의 '겨드랑이 림프절 전이 음성례에 있어서 새로운 예후인자의 검토'에서도 cdc2가 가장 강한 예후인자였다.[12]

유방암의 표준치료는 가이드라인에 맡기고 있지만 허셉틴 출현은 HER2 과잉발현 유방암 환자에게 기쁜 소식일 것이다. 유방암 환자 약 25%는 종양에 HER2/neu의 과잉발현을 보인다.[13]

앞서 기술하였듯이 허셉틴은 HER2/neu 수용체에 결합하는 인간 단세포군 항체이다. Slamon 박사는 전이암환자가 화학요법(독소루비신+사이클로포스파미드 또는 독소루비신+탁셀) 단독, 또는 같은 화학요법과 허셉틴을 병행치료한 쪽을 무작위 연구하였다. 화학요법+허셉틴으로 치료받은 환자는 화학요법 단독치료 환자보다 우수한 생존기간을 나타냈다(25.1개월 vs 20.3개월, P=0.05).[14]

표적치료제 라파티닙은 HER2/neu 및 상피성장인자수용체의 티로신 키나아제 저해약이며 경구약이다. 라파티닙은 허셉틴 치료 후 진행한 HER2 양성전이성유방암 환자에게 카세비타빈(젤로다)와 병용하면 활성이 나타난다. 가이어(Geyer) 박사는 비맹검 무작위 실험을 하여 안트라 사이클린계약물, 탁산계약물 및 허셉틴을 포함한 치료 후 진행하는 국소진행암 또는 전이암을 가진 환자 324명에게 젤로다와 라파티닙 병용을 비교한 결과, 무진행생존기간 평균치는 젤로다 단독과 라파티닙 병용군에서 각각 8.4개월과 4.4개월이라는 차이를 보이는 것을 보고했다(HR; 0.49, 95%CI; 0.34 - 0.71, p<0.001).[15]

2010 미국임상종양학회에서 스웨덴 카롤린스카암센터의 E Karlsson 박사는 원발과 전이암 환자의 호르몬수용체(에스트로겐수용체, 프로게스테론수용체)가 30% 이상 다르다는 것을 발표했다. 재발한 유방암 환자를 대상으로 레트로스펙티브에 에스트로겐수용체(ER)와 프로게스테론수용체(PR) 상태를 조사해 원발암과 재발암을 비교했다.

ER과 PR의 상태는 면역조직화학법(IHC)으로 결정했지만 IHC가 곤란한 경우는 면역세포화학법(ICC)을 사용하고 또 그것이 곤란한 경우는 생화학적 방법으로 결정했다. ER은 486명, PR은 456명으로 원발소와 재발소의 데이터를 얻어 비교한 결과 ER은 27%의 환자에서 원발소 양성이, 재발 시 음성으로, 8% 환자는 음성에서 양성으로 변하고 있었다. PR 38% 환자는 양성에서 음성으로, 5% 환자는 음성에서 양성으로 바뀌고 있었다. 또 원발소 ER에 관계없이 재발 시에 ER 음성 환자는 ER 양성 환자에 비해 예후가 나쁜 것으로 나타나고 있다 ($p<0.0001$).

유방암진료 가이드라인 2010년판이 출판되었는데 2007년판과 달라진 것은 2007년판에는 권장등급이 A, B, C, D의 4단계로 되어 있던 것에 반해 2010년에는 C등급을 C1(충분한 화학적 근거는 없지만, 세심한 주의로 진행했음을 고려해도 좋다)과 C2(화학적인 근거는 충분하다고 할 수 없고, 실천하는 것은 기본적으로 추천하지 않는다)로 구분한 것을 들 수 있다. 또 2007년판은 수술 후 보조요법으로 경구 5-FU계 약제가 권장등급 C로 '경구 플루오르화 피리미딘계 약제는 수술 후 무치료보다도 유효한 가능성은 높지만 표준치료가 돼 있지 않기 때문에 권장되지 않는다'라고 돼 있지만, 2010년판에는 권장등급 C-1이 되어 '수술 후 요법으로 UFT는 수술 단독보다도 유효한 가능성이 있고, 치료 선택 방법으로 검토해도 좋다'로 바뀌었다. 티로신 키나아제 저해제 라파티닙은 ErbB1 및 Erb B2를 이중으로 저해한다. 앞서 기술한 가이어 박사의 '젤로다 단독보다 젤로다와 라파티닙 병용이 양호한 결과를 나타낸 EGF100151 실험', 라피티닙 단독보다 라파티닙과 허셉틴의 병용이 양호한 결과를 나타낸 듀크의대 R 블랙웰(Blackwell) 박사의 EGF104900 실험 성과로, 2010년판 가이드라인은 허셉틴 투여 중 혹은 투여 후 병세가 진행된 HER2 양성전이·재발유방암에 대해 라파티닙과 젤로다 혹은 라파티닙과 허셉틴의 병용요법이 유용하다는 것이 추가되었다.

2010 미국 임상종양학회에 보고된 3상 EMBRACE 임상실험의 최종 분석결과 유방암 치료 하라벤은 안트라사이클린계와 탁산계 항암제를 포함한 화학요법력이 국소 재발 또는 전이성유방암 환자의 전 생존기간을 연장할 수 있는 최초의 약제인 것으로 나타났다(Abstract No. CRA1004). 적극적인 치료를 한 전이성유방암 환자에게 표준치료라고 할 수 있는 것은 없고, 치료 가능한 기존 치료약의 다수는 유효율이 낮아 전 생존기간 연장을 바랄 수는 없다. 에리블린 메틸산염은 탁산계 약제와는 달리 순서에 의해 미소관(micro vessel)의 신장(伸長)을 저해하고 세포주기를 정지시킨다. $1.4mg/m^2$ 정맥 bolus 투여를 1일, 8일에 하고, 21일을 1사이클로 했다. TPC(의료선택치료)군은 단제치료(저항제, 호르몬요법, 생물학치료) 혹은 bsc 성

■ 표43 유방암 환자 배경과 수지상세포 임백신에 대한 임상효과 ■

No.	age	stage	PS	HLA-A		Ags	DC (time)	LAK (time)	Clinical responses	tumor markers	Survival time from 1stDC(days)	Alive or dead	Previous treatment	Treatment with DC	Treatment after DC
1	68	IV	1	0201	0206	WT-1, MUC-1	6	0	SD	WNL	725 <	Alive	Surg, letrozole	none	IMRT
2	61	IV	1	2402	–	WT-1, MUC-1, CA125	12	7	PD	↑	325	dead	Surg, RT, CAF	none	letrozole
3	65	IV	0	0201	2402	WT-1, MUC-1, CEA, CA125	7	0	PD	↓	615<	Alive	5'-DFUR, MPA, CPM	5'-DFUR	unknown
4	60	IV	2	2402	–	WT-1, MUC-1, CEA	5	5	PD	↓	274	dead	Surg, RT, CEF, PAC, letro–	OMC*	unknown
5	54	IV	2	2601	3303	MUC-1, CA125	10	8	PD	↑	158<	Alive	Surg, CME	OMC	unknown
6	55	IIIC	1	2402	3303	WT-1, MUC-1	5	10	PD	↑	510<	Alive	none	none	vitaminC
7	49	IV	2	0206	2402	WT-1, MUC-1, CA125	16	16	SD	→	345<	Alive	Surg, chemo	OMC	OMC
8	41	IV	1	0201	2601	WT-1, MUC-1	11	7	SD	→	260<	Alive	Surg, RT, TAM	OMC	TAM
9	56	IV	0	0201	1101	WT-1, MUC-1	5	0	SD	→	158<	Alive	Surg, MTX, CPA	OMC	none
10	67	IV	1	2402	3303	WT-1, MUC-1, CEA	12	11	SD	→	515<	Alive	Surg, Capee, bmab, TAM	OMC	OMC
11	59	IV	1	0210	2603	MUC-1	11	0	PR	WNL	428	dead	Surg, RT, Capee	OMC	unknown
12	51	IV	1	1101	2402	WT-1, MUC-1	5	6	SD	→	480<	Alive	EC, PAC	Capee	Capee
13	52	IIIB	1	2402	2601	WT-1, MUC-1	18	10	PD	→	570<	Alive	letrozole	letrozole	letrozole
14	58	IV	2	2402	3101	WT-1, MUC-1	10	5	PR	WNL	495<	Alive	DOC, tmab	OMC	OMC
15	50	IV	3	1101	–	MUC-1, CA125	5	5	PD	↓	278<	Alive	Surg, CAF	OMC	tmab
16	54	IV	1	2402	–	WT-1, CEA	5	7	PD	↑	515	dead	Surg, RT, S-1, letrozole	none	unknown
17	61	IV	0	2402	2420	WT-1, MUC-1, CVA125	5	0	SD	↑	791<	Alive	Surg, chemo	none	unknown
18	47	IV	1	1101	–	MUC-1, CA125	5	5	PD	→	381	dead	Surg, CEF	none	unknown
19	48	IV	2	0201	2402	WT-1, MUC-1, CEA	6	5	PD	↑	155	dead	Surg, RT, Chemo	none	unknown
20	58	IV	1	0201	1101	WT-1, MUC-1, CEA	7	0	PD	↑	464	dead	Surg, RT, 5'-DFUR, TAM, CEF	Capee	unknown
21	44	IV	2	1101	2602	MUC-1, CEA	5	5	PD	↑	89	dead	Surg, RT, Chemo	none	none

■ 표44 표준치료 효과가 없는 진행성 유방암에 대한 수지상세포 암백신의 효과 ■

Clinical responses	CR	PR	SD	PD	Total
사례수	0	2	7	12	21
%	0.0	9.6	33.3	57.1	100

주효율 9.6%, 암억제율 42.9%

과평가모델로 했다. 1차 포인트는 생존율로, 2차 중요 포인트는 객관적 주효율과 무진행생존기간 등으로 안정성과 인용성을 평가했다. 평균연령은 55.2(27~85)세, 생존기간 평균치는 새로운 유방암 치료제 하라벤은 13.1개월, TPC군이 10.7개월(HR;0.81, 95%CI; 0.66-0.99, p=0.04)이었다. 무진행생존기간 평균치는 하라벤이 3.7개월, TPC군이 2.3개월이었다(HR; 0.85, 95%CI; 0.70-1.03, p=0.09). 또 객관적 유효율은 하라벤이 12%, TPC이 5%로 유의미한 차이를 보였다(p=0.005). 하라벤의 부작용 등급 3/4는 호중구감소증 44%, 말초신경장해 8.4%였다.

타이호약품공업이 2010년 7월 23일 유방암을 겨냥한 탁솔주사액 아브락산 제조판매 승인을 얻어 시판했다. 탁셀에 알부민을 넣은 나노입자제제의 알부민 결합 탁솔 주사용 현탁액, 탁솔 유도체인 DDS제제이다. 난용성의 탁솔을 용해하기 위해 통상 제제로 사용되는 용매, 폴리옥시에틸렌 피자마유를 함유하지 않기 때문에 부작용에 의한 과민증을 방지하기 위한 스테로이드제 등의 전투약이 필요 없고 약제 점적 시간이 30분으로 단축되기 때문에 환자 부담을 줄일 수 있을 것으로 기대된다. 또 탁솔에 비해서 아브락산 쪽이 주효율이 높고, TTP를 보다 연장해 전이성유방암 환자에 대한 2차라인 항암제로서 생존기간이 보다 연장되는 것으로 확인되었다. 탁산계 항암제 저항성유방암에도 주효한 것으로 나타났다. 2005년 1월 미국에서 병용화학요법 불응 전이성유방암 혹은 수술 후 보조화요법으로 6개월 이내 재발유방암 치료제로서 FDA에서 승인되었다(미 Abraxis BioSciences 첫 개발).

저자의 병원에서 유방암에 대한 수지상세포 암백신의 성적은 표43, 표44에 나타나 있다.

표43의 사례14와 사례11을 제시한다.

【증례: 58세, 여성】

2006년 좌유방암으로 진단, 항암제 도소탁셀을 2사이클 치료했으나 부작용 때문에 중지

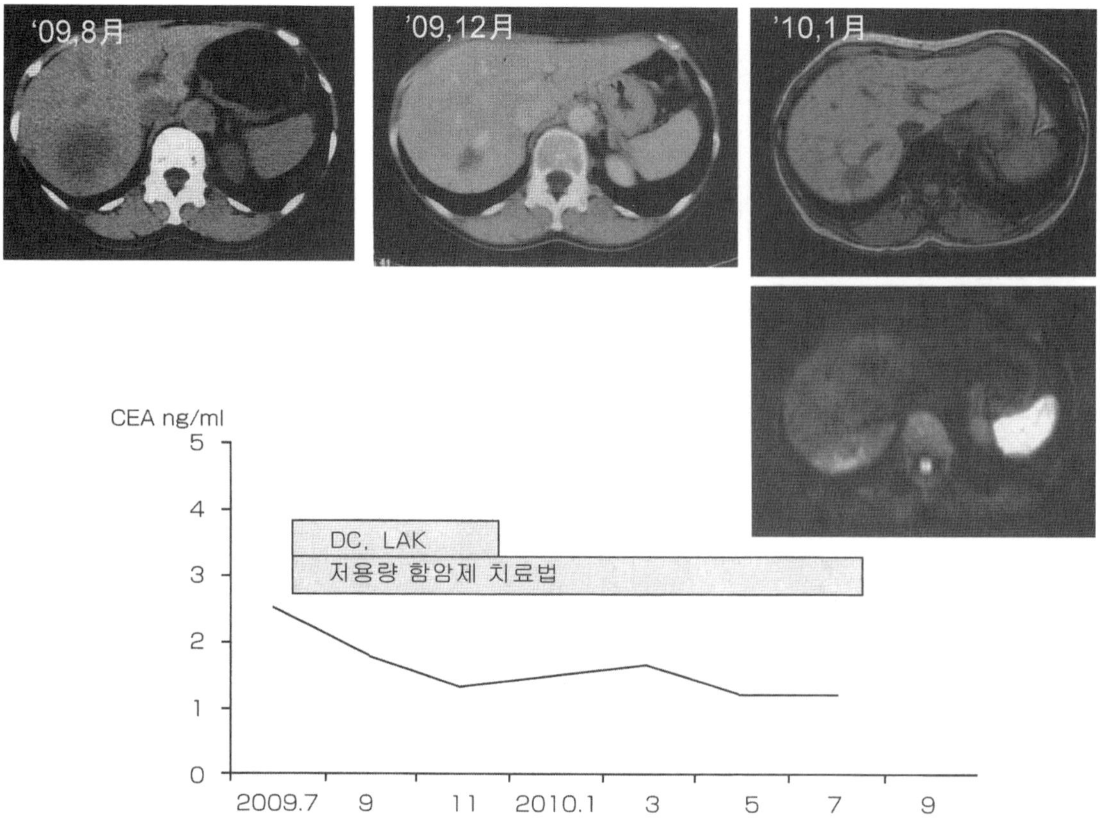

■ 그림30 증례14의 치료경과 ■
수지상세포 암백신에 의한 간 전이소 축소와 CEA의 변화

	치료전	치료후
CEA	3.6	2.6 ng/ml
CA72 - 4	1.1	1.4 U/nl

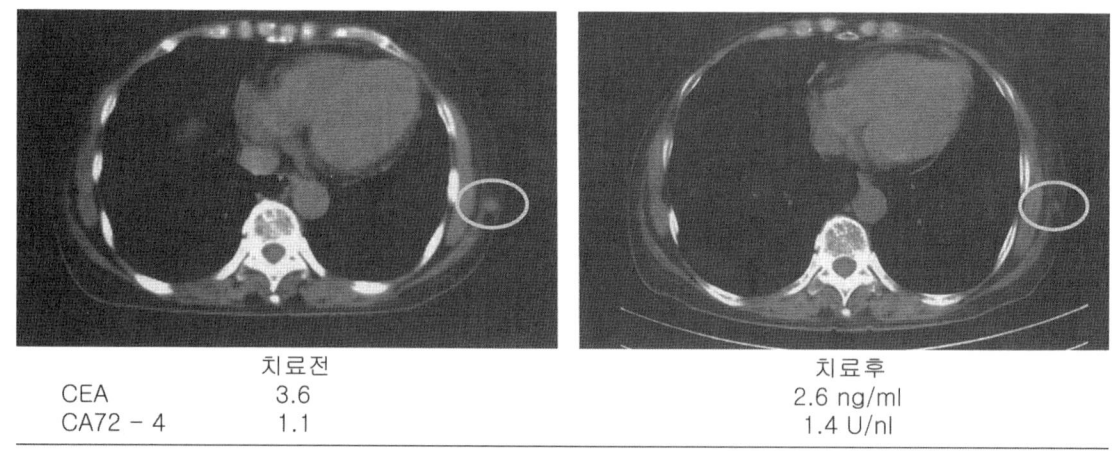

■ 그림31 증례11의 CT영상 ■
수지상세포 암백신에 의한 피부전이암의 축소

했다. 그 뒤 Bt+Ax를 실시, 수술 후 허셉틴으로 치료를 받고 있었는데 2009년 2월 간 S7에 전이된 것을 발견했다. 화학요법은 부작용 때문에 희망이 없어 같은 해 7월 우리 병원을 소개받아 수지상세포 암백신으로 치료했다. 12월 CT상 축소율은 42.9%였다. 2010년 1월 MRI상에서 전이소 주변이 줄고 내부는 간실질과 같은 간병변이 겨우 확인될 뿐이었다(그림30).

【증례: 59세, 여성, 유방암 재발】

2002년 발견. 원발암은 가까운 암센터에서 수술받은 후 경과를 관찰했는데, 2009년에 피부다발전이와 골전이를 발견했다. 골전이는 방사선요법을 하고, 피부전이에 젤로다로 치료했지만 더 커져 우리 병원에서 암백신 치료를 희망해 진료했다. MUC-1에 의한 수지상세포 암백신치료를 1사이클 치료한 결과 피부전이가 두드러지게 줄었다(그림31).

Reference

1) Kelsey JL, oammon MD, John EM . Reproductive factors and breast cancer. Epidemiol Rev 15 (1) : 36-47, 1993.

2) Rockhill B, Byrne C, Rosner B, Louie MM, Colditz G : Breast cancer risk prediction with a log-incidence model:evaluation of accuracy. J Clin Epidemiol 56 (9) : 816-861, 2003.

3) Biesecker BB, Boehnke M, Calzone K, Markel DS, Garber JE, Collins FS, Weber BL : Genetic counsellling for families with inherited susceptibility to breast and ovarian cancer. JAMA 21 ; 269 (15) : 1970-1974, 1993.

4) Wooster R, Bignell G, Lancaster J, Swift S, Seal S, Mangion J, Collins N, Gregory S, Gumbs C, Micklem G . Identification of the breast cancer susceptibility gene BRCA2. Nature 21-28 ; 378 (6559) : 789-792, 1995.

5) Dunn BK, Ford LG: Hormonal interventions to prevent hormonal cancers: breast and prostate cancers. Eur J Cancer Prev 16(3) : 232-242, 2007.

6) Elston CW: Classification and grading of invasive breast carcinoma. Verh Dtsch Ges Pathol 89 : 35-44, 2005.

7) Hall JM, McDonnell DP : Coregulators in nuclear estrogen receptor action : from concept to therapeutic targeting. Mol Interv 5 (6) : 343-357, 2005.

8) Bartlett JM, Munro AF, Dunn JA, McConkey C, Jordan S, Twelves CJ, Cameron DA, Thomas J, Campbell FM, Rea DW, Provenzano E, Caldas C, Pharoah P, Hiller L, Earl H, Poole CJ : Predictive markers of anthracycline benefit : a prospectively planned analysis of the UK National Epirubicin Adjuvant Trial(NEAT/BR9601). Lancet Oncol 11(3) : 266-274, 2010.

9) Nieto Y, Nawaz F, Jones RB, Shpall EJ, Nawaz S : Prognostic significance of overexpression and phosphorylation of epidermal growth factor receptor (EGFR) and the presence of truncated EGFRvIII in locoregionally advanced breast cancer. J Clin Oncol 1 ; 25 (28) : 4405-4413, 2007.

10) Biswas DK, Martin KJ, McAlister C, Cruz AP, Graner E, Dai SC, Pardee AB : Apoptosis caused by chemotherapeutic inhibition of nuclear factor-kappaB activation. Cancer Res 15 ; 63 (2) : 290-295, 2003.

11) Nicolim A, Ferrari P, Cavazzana A, Carpi A, Berti P, Miccoli P : Conventional and new emerging prognostic factors in breast cancer: an update. Biomark Med 1 (4) : 525-540, 2007.

12) Ohta T, Fukuda M! Cell cycle regulators as prognostic factors of breast cancers. Nippon Rinsho 58 (Suppl) : 448-453, 2000.

13) Pegram MD, Pauletti G, Slamon DJ : HER-2/neu as a predictive marker of response to breast cancer therapy. Breast Cancer Res Treat 52 (1-3) : 65-77, 1998.

14) Slamon DJ, Ley land-Jones B, Shak S, Fuchs H, Paton V, Bajamonde A, Fleming T, Eiermann W, Wolter J, Pegram M, Baselga J, Norton L: Use of chemotherapy plus a monoclonal anti-body against HER2 for metastatic breast cancer that overexpresses HER2. N Engl J Med 344 : 783-792, 2001.

15) Geyer CE, Forster J, Lindquist D, Chan S, Romieu CG, Pienkowski T, Jagiello-Gruszfeld A, Crown J, Chan A, Kaufman B, Skarlos D, Campone M, Davidson N, Berger M, Oliva C, Rubin SD, Stein S, Cameron D. Lapatinib plus capecitabine for HER2-positive advanced breast cancer. N Engl J Med 355 : 2733-2743, 2006.

16) Snimchiro Akiyama, Hiroyasu Yasuda, Hiroyuki Ab : Anti-tumor effect of dendritic cell-based immunotherapy in the patients with advanced breast cancer. AACR 102nd ANNUAL MEETING (Abstract No. LB -154), Florida.

11 - 8 자궁암

약 90%의 자궁내막암은 산발성이고, 10%는 유전성이다.[1] JV Bokhman 박사는 생리학적에 근거한 자궁막암을 type I과 type II로 분류했다.[2] Type I(자궁내막양선암종, 자궁내막암)은 자궁내막암의 70~80%를 차지하고 폐경 직후 여성에서 증가한다.[1)3)4] 에스트로겐수용체 양성에서 자궁내막의 과형성이 발병 근원이다.

한편 Type II(비자궁내막양선암종 자궁내막암)는 자궁내막암의 10~20%를 차지한다.[1] 조직학적으로 유두상 장액성암종이 많다. Type I에 비해 5~10세 연상에서 많고 자궁내막 위축

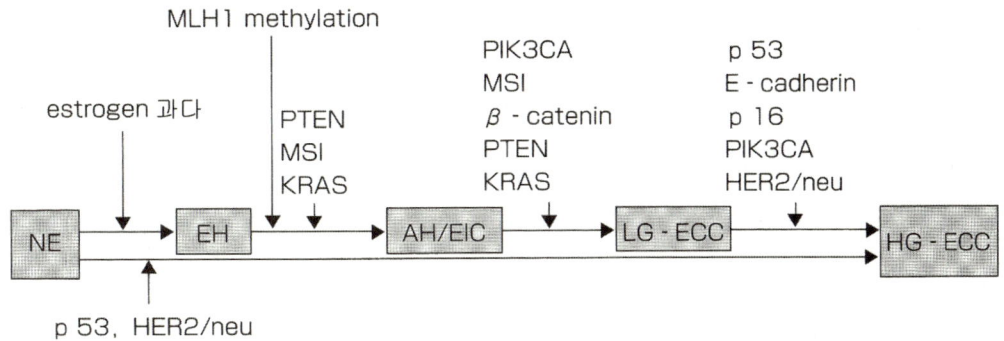

■ 그림32 자궁내막암 발암가설 ■
NE : normal endometrium, EH:endometrial hyperplasia without hyperplasia, AH : atypical endometrial hyperplasia, EIC:endometrial intraepithelial carcinoma, LG-ECC : Low grade endometrioid endometrial carcinoma, HG - ECC : high grade endometrioid endometrial carcinoma.

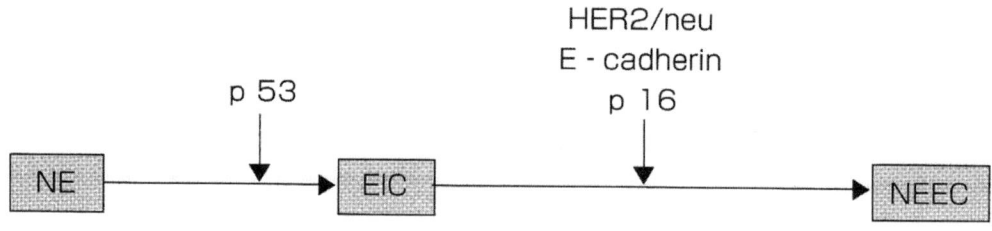

■ 그림33 자궁내막암 발암가설 ■
NE : normal endometrium, EIC : endometrial intraepithelial carcinoma,
NEEC : non - endometrioid endometrial carcinoma.

이 발병 원인이 되고 있다. 에스트로겐과 관련이 없고 일반적으로 Type I보다 골반 내 림프절 전이가 쉽다.

자궁내막암은 비정형 자궁내막증식증 단계에서 유전자변이가 확인된다. 비정형 자궁내막증식증과 비교하면 자궁내막암에 유전자변이가 많이 확인되고 조직학적으로 증식하면 유전자변이가 보다 많이 확인되어 보겔스타인(Vogelstein) 박사의 대장암 진행모델과 비슷하다. 유전자 PTEN와 KRAS 유전자변이가 과형성 단계에서 발생해 PTEN, β-카테닌, KRAS, MSI의 변이가 암발생 초기에 관여하는 것을 알 수 있다. 또 상피조직 세포부착단백질(E-cadherin)의 메틸화에 의한 변이가 암 발생에 관여하고 있는 것이 보고되었다.[5] 등급 1 암에서는 드물지만 등급 3 암은 p53 변이와 HER2/neu 과잉발현이 확인되기 때문에 암 진행에 관여하고 있는 것으로 추측된다. p53 변이와 HER2/neu 과잉발현은 새로 만들어지는 미분화 암에 관여하는 것으로 추측된다.[6][7]

Type II 비자궁내막양선암종 발암과정에 대해서는 자궁내막상피내암(EIC)의 80%에서 p53 변이가 확인되고 있다. 유전자 E-cadherin, p16, HER 2/neu는 EIC가 난소암 발병에 관여하고 있다고 추측된다.[6]

앞서 기술한 것처럼 유전자 PTEN의 변이와 유전자 KRAS의 활성화는 자궁내막암에서 빈도 높은 유전자로서 전자는 26~80%, 후자는 10~30%로 확인되고 있다. 미국 변형유전체학협회 암·세포생물학 부문의 파멜라 폴락(Pamela Pollock) 박사는 2007년에 자궁체암의 약

80%를 점하는 유내막선암 세포의 선유아세포성장인자수용체2(FGFR2)에서 지금까지 알려지지 않았던 활성화형변이를 발견했다고 보고했다.[8] 변이유전자는 FGFR을 항상 활성화해 내막 세포에 증식신호를 계속 보낸다. 이들 변이는 유내막선암의 16%를 차지하는 것으로 확인되었다. FGFR2에 대한 저해제가 항암작용을 할 가능성이 있음을 나타냈다.[9] 폴락 박사팀은 원발성유내막선암 환자 유래 표본 116검체 유전자분석을 통해 FGFR2 변이는 KRAS 변이와 서로 배타적이지만 FGFR2와 PTEN 변이는 함께 나타나는 것을 발견했다. 다음에 FGFR2 활성화형변이를 가지고 있는 내막암세포를 대상으로 shRNA를 사용해 FGFR2를 무너뜨리고 또 광범위하게 FGFR 저해작용이 있는 PD 173074로 처리하면 FGFR2 변이가 일어나 세포주기를 정지시켜 세포사멸을 유도할 수 있다. 세포사멸은 PTEN 불활성화변이를 가진 세포와 AKT 경로에 언제나 인산화가 있는 세포에 생겨 세포 외 신호조절 키나아제 1/2의 활성이 현저히 저하되고 있다. 이들 데이터는 FGFR2에 활성화형변이를 가진 내막암에는 FGFR2를 저해하는 치료가 유효하다는 것을 보여 준다.

자궁경부암은 거의 100%가 발암성 인유두종바이러스(HPV)의 감염이 원인이다. 발암성 HPV에는 15종류가 있고 그중 HPV 16형과 18형은 자궁경부암에 많고 일본 환자의 경우 모든 연령대에서 약 60%, 20~30세대에서 80~90% 보여진다.

항암제 가다실은 HPV 6, 11, 18형에 대한 백신으로, HPV 16형과 18형에 의한 자궁경부암, 외음암, 질암의 예방, HPV 6형과 11형에 의한 첨규 콘딜로마(곤지름), HPV 6, 11, 16, 18형에 의한 이형성과 전암병변을 예방할 목적으로 9~26세에게 적용되고 있다. 첨규 콘딜로마의 90%에 HPV 6형과 11형이 관여하고 있다. 부작용은 실신이 보고되고 있어 투여 후 15분간 관찰을 권한다. 가다실은 3회 투여가 필요하다. 첫 치료 후 2개월 뒤에 2번째, 그 후 4개월 뒤에 3번째 투여한다. 자궁경부암 원인이 되는 HPV 중에서 16형과 18형을 예방하는 HPV 백신을 12세 여아나 10~45세의 여성에게 접종했을 때 일본의 의료경제적 효과를 분석한 결과, 자궁경부암 발생은 73.1%, 사망자 수는 73.2%를 줄일 수 있는 것으로 나타났다. 12세 여아 모두에게 백신 접종을 할 경우, 의료비와 의료종사자의 노동손실감소를 감안하면 사회적 손실을 약 190억 엔 줄일 수 있다는 결과를 얻었다.

미국 하버드보건대학원의 제인 J 김(Jane J Kim) 박사 연구진이 2008년 HPV 예방접종의 비용대비효과를 시뮬레이션으로 분석한 자료를 보면 12세 여아 모두에게 백신접종을 해 면역이 장기적으로 지속한다면 더 이득이라는 사실이 명백해졌다.[10] 미국에서는 2007년 1년 동안 1만 1,000명여 명의 자궁경부암 환자가 새로 발생했고 3,600명이 목숨을 잃었다. 미국 질병관리예방센터(CDC)는 HPV백신을 11~12세 여아에게 정기적으로 접종하고, 13~26세 여성과 성경험이 있는 여성에게도 Catch-up 프로그램을 통해 예방접종을 권장하고 있다. 자궁경부암의 70%는 HPV 16형과 18형 감염이 원인으로 연구진은 HPV 16형과 18형 감염의 성(性)접촉 전파, 역학적 데이터로부터 HPV 예방접종의 경제적인 효과를 예측했다. 구체적으로 살펴보면, 정기적으로 12세 여아에게 예방접종한 경우와 13세 이상 여성들을 대상으로 18세, 21세, 혹은 26세까지 예방접종을 연장할 경우의 비용대비효과를 산출했다. 우선 백신 면역이 평생 지속하고 감염력이 없는 사람에게는 백신 효력이 100%라고 가정할 경우, 12세 여아에게 백신접종했을 때 비용대비효과는 검진만 하는 것과 비교해 질조정생존년(완전 건강상태 생존연한평가, QALY)당 4만 3,600달러가 드는 것으로 나타났다. 또 12세 여아 접종과 13~18세에게 접종한 경우는 QALY당 9만 7,300달러, 접종을 21세까지 연장한 경우는 12만 400달러, 26세까지 연장한 경우는 15만 2,700 달러가 드는 것으로 나타났다. 그러나 백신 효력을 50% 이하라고 가정하면 26세까지 접종할 경우 10만 달러가 넘는다는 결과가 나왔다. 따라서 김 박사의 연구진은 "12세 여아 모두에게 높은 접종률을 달성해 면역이 평생 지속된다면 HPV 16형과 18형에 대한 백신접종은 경제적으로 매력적이다"며 "21세까지 예방접종하는 것은 자궁경부암 이외의 질환 예방을 고려한다면 유용하다"고 말했다. 또 백신에 의한 면역지속이 10년이라고 가정할 경우 12세 여아에 대한 접종 비용대비효과는 QALY당 14만 달러 이상이 되어 검진만 하는 것보다 낮은 것으로 나타났다. 이상으로부터 HPV 예방접종의 비용대비효과는 백신의 면역효과 지속기간의 영향을 받지만 접종을 사춘기 전의 여아를 대상으로 넓게 실시하고 18세나 21세까지의 여성에게도 접종을 추천한다면 비용대비효과는 최적일 것이라는 결론을 내렸다.

자궁경부암 예방백신 서바릭스를 제조하는 영국 글락소스미스클라인(GSK)사는 이 백신을 접종한 젊은 여성은 HPV 16형과 18형에 대한 면역응답이 20년 이상 지속하는 것을 기대할 수 있다고 발표했다. 서바릭스는 면역증강제인 AS04가 포함된 HPV백신으로, HPV 16형과 18형을 표적으로 한다. 2008년 프랑스에서 열린 유럽생식기감염종양(EUROGIN)학회 총회에서 HPV 16형과 18형에 대한 항체의 장기지속성 예측은 세 가지 통계모델 분석을 통해 명확해졌다고 발표했다. 어느 모델이라도 서바릭스 접종으로 생긴 HPV 16형과 18형에 대한 항체가 20년 이상에 걸친 자연감염에 따른 수치를 유의미하게 상회하는 것으로 나타났다. 이번 연구에 사용된 통계모델은 6.4년에 걸쳐 진행됐으며 2상 임상실험 결과에 이용되고 있다. 실험결과에 따르면 서바릭스는 발암성 HPV 16형과 18형에 의해 일어나는 전암병변에 대해 6.4년에 걸쳐 100% 예방효과를 보여 주고 높은 항체가 유지됐다. 또 서바릭스가 발암성 HPV 16형과 18형의 자연감염으로 인한 면역응답보다 큰 폭의 높은 항체 유지를 6.4년에 걸쳐 유도하는 것도 확인됐다.

2009년에는 핀란드 헬싱키대학의 호르마 파보넨(Jorma Paavonen) 박사가 서바릭스에 관한 최대 규모의 3상 임상실험의 최종 해석결과를 의학학술지 〈랜싯(Lancet)〉에 보고했다.[11] 다시설 공동의 무작위화 이중맹검실험 PATRICIA(HPV 008 PATRICIA(Papilloma TRIal Cervical cancer In young Adult)라고 명명해 15~25세 여성들을 대상으로 실시했다. 세포진에서 고도이형성이 나타난 여성은 제외했지만 이미 HPV에 감염된 여성이나 자궁경부세포진검사에서 이상한 세포가 발견된 여성도 등록해 서바릭스와 A형 간염백신을 접종했다. 접종은 0개월, 1개월, 6개월로 3회 실시했다. 서바릭스 접종은 9,319명, A형 간염백신 접종 여성은 9,325명이었고 3회 백신접종을 완료한 ATP-E 집단은 서바릭스 8,093명, A형 간염백신 8,069명이었다. 백신접종을 1회 이상 받은 TVC집단은 서바릭스 9,319명, A형 간염백신 9,325명으로 베이스라인에서 HPV 감염과 관계없이 성생활이 활발한 일반집단을 평가했다. 베이스라인에서 HPV감염 음성으로 성경험이 없는 집단을 대표해 백신접종을 1회 이상 받은 집단비감염접촉군은 서바릭스 5,822명, A형 간염백신 5,819명이었다. 평균 추적기간은 3회째 접종부터 34.9개월이었다. ATP-E 집단에서는 서바릭스 접종에 의해 HPV16/18 R감염에 관련하는 자궁내부 상피내 종양(CIN2+)은 92.9%가 예방되었다. 병변부위에 존재하는 HPV 형에 관계없이 CIN2+에 대한 백신의 유효율은 TVC에서는 30.4%, 비감염접촉군에서는 70.2%가 되었다. 또 CIN3+에 대한 유효율은 TVC에서는 33.4%, 비감염접촉군에서는 87.0%였다. 고위험 HPV 12타입에 의한 CIN2+의 유효율은 ATP-E집단에서 54.0%였다.

미국 머크사에서 자궁경부암 예방백신 가다실 확대 실험에서 가다실 투여 후 HPV 16형의 감염예방 효과가 평균 8.5년간 유효한 것을 2009년 국제인유두종바이러스학회에서 발표해 장기적 유효성을 확인했다.

유럽임상종양학회(ESMO 2008)에서 오사카 부립성인병센터 부인과 카미우라 쇼지 박사는 S-1이 진행 또는 재발자궁경부암에 유효한 가능성이 일본에서 실시한 2상 임상실험 결과 명백해졌다고 발표했다. 안전성에 대해서는 전원을 대상으로 평가받고, 효과는 36명을 대상으로 평가를 했다. 평균연령은 57세(33세~72세)로 4기B 혹은 재발한 자궁경부암에서 PS 0부터 1 환자가 대상이었다. S-1 투여량은 35mg/m2을 1일 2회, 4주 투약 후 2주 휴약을 1사이클로 했다. 평균 4사이클 치료했다. 유효율은 30.6%였다. 전 치료로 백금제제를 받은 환자의 유효율은 31.8%, 치료받지 않은 환자의 유효율은 28.6%, MST(성병)는 469일이었다. 등급 3 이상의 부작용은 빈혈(16.2%), 호중구 감소증(8.1%), 설사(21.6%), 식욕 부진(16.2%)이었다.

가다실과 서바릭스는 자궁경부암 예방백신이지만 미국 어드백시스사에서 치료용 백신이 개발되어 1, 2상 임상실험을 했다. 2008년 미국 암연구협회 발표에 따르면 이 백신은 로박신 C로 불리고 리스테리아균에 HPV 항원유전자를 포함한 플라스미드를 도입해 완성했다. 화학요법, 방사선요법, 수술로 잘 치료되지 않는 진행, 재발자궁경부암을 대상으로 항종양효과가 확인되고 있다. 리스테리아 모노사이토제니스의 10403 S 주(株), HPV-16의 E7 단백질과 리스테리아균 단백질인 리스테리오라이신의 비용혈성단편을 융합단백질로서 플라스미드(작은 원형의 DNA분자)에 도입해 CD4 양성림프구와 CD8 양성림프선 모두에서 강하게 활성화되고 다양한 사이트카인, 케모카인(염증물질)을 유도, 항종양효과를 발휘한다. 단백질 리스테리오라이신도 IL-1α, IL-12을 포함한 사이트카인을 생산하는 등 면역력 증강과 항종양효과를 기대할 수 있다. 대다수 환자는 4기B기였다. RECIST에서 항종양효과를 평가한 결과 유효성 평

■ 표45 당 병원에서 실시한 수지상세포 암백신 치료 부인과암 성적 ■

원질환	병리	PS	전이부위	펩티드	치료효과
자궁체암	선암	1	복막파종	WT-1, MUC-1, CA125	SD
	육종	3	간, 폐, 뼈	라미세이트	PD
자궁경부암	편평상피암	3	골반내 침윤	WT-1, MUC-1, CA125	PD

가가 가능했던 13명 중 실험 종료 시점에 1명은 부분관해, 7명은 안정, 5명은 진행이었다.

저자의 병원에서 자궁암 치료가 끝난 3명 중 체암 2명, 자궁경부암 1명의 결과를 표45에 나타냈다.

Reference

1) Bansal N, Yendluri V, Wenham RM : The molecular biology of endometrial cancers and the implications for pathogenesis, classification, and targeted therapies. Cancer Control 16 (1): 8-13, 2009.

2) Bokhman JV : Two pathogenetic types of endometrial carcinoma. Gynecol Oncol15(1) : 10-17, 1983.

3) Lax SF : Molecular genetic changes in epithelial, stromal and mixed neoplasms of the endometrium. Pathology 39 (1) : 46-54, 2007.

4) Llobet D, Pal lares J, Yeramian A, Santacana M, Eritja N, Velasco A, Dolcet X, Matias-Guiu X . Molecular pathology of endometrial carcinoma : practical aspects from the diagnostic and therapeutic viewpoints. J Clin Pathol 62 (9) : 777-785, 2009.

5) Yang HJ, Liu VW, Wang Y, Tsang PC, Ngan HY ; Differential DNA methylation profiles in gynecological cancers and correlation with cliniccr pathological data. BMC Cancer 23 ; 6 : 21, 2006.

6) Liu FS : Molecular carcinogenesis of endometrial cancer. Taiwan J Obstet Gynecol 46 (1) : 26-32, 2007.

7) SF Lax : Molecular genetic pathways in various types of endometrial carcinoma : from a phenotypical to a molecularbased classification. Virchows Arch 444 (3) : 213 -223, 2004.

8) Pollock PM, Gartside MG, Dejeza LC, Powell MA, Mallon MA, Davies H, Mohammadi M, Futreal PA, Stratton MR, Trent JM, Goodfellow PJ ; Frequent

activating FGFR2 mutations in endometrial carcinomas parallel germline mutations associated with craniosynostosis and skeletal dysplasia syndromes. Oncogene 1 ; 26 (50) : 7158-7162, 2007.

9) Byron SA, Gartside MG, Wellens CL, Mallon MA, Keenan JB, Powell MA, Goodfellow PJ, Pollock PM : Inhibition of activated fibroblast growth factor receptor 2 in endometrial cancer cells induces cell death despite PTEN abrogation. Cancer Res 68 (17) : 6902-6907, 2008.

10) Kim JJ, Goldie SJ: Health and economic implications of HPV vaccination in the United States. N Engl J Med 21 ; 359 (8) : 821-832, 2008.

11) Paavonen J, Naud P, Salmeron J, Wheeler CM, Chow SN, Apter D, Kitchener H, Castellsague X, Teixeira JC, Skinner SR, Hedrick J, Jaisamrarn U, Limson G, Garland S, Szarewski A, Romanowski B, Aoki FY, Schwarz TF, Poppe WA, Bosch FX, Jenkins D, Hardt K, Zahaf T, Descamps D, Struyf F, Lehtinen M, Dubin G ; HPV PATRICIA Study Group, Greenacre M : Efficacy of human papillomavirus(HPV)-16/18 AS04-adjuvanted vaccine against cervical infection and precancer caused by oncogenic HPV types (PATRICIA) : final analysis of a double-blind, randomised study in young women. Lancet 25 ; 374 (9686) : 301-314, 2009.

11 - 9 악성림프종

세계보건기구 주도로 사람 장기별 종양 분류가 추진되고 있다. 악성림프종도 예외는 아니어서 조혈, 림프계종양(조혈조직 및 림프조직 종양 WHO 분류)의 신분류(이하, 신WHO 분류)가 제창된 것은 2000년(WHO 제3판)이었다. 1976년에 제창돼 약 25년간 표준분류법으로 사용하던 FAB분류[1]는 당시 과학 수준에서 사람의 종양염색체 분류법으로 상세히 분석되던 시기에 발표되었다. 임상소견과 형태적으로 일치해서 표준적 분류로 세계적으로 받아들여졌다.

■ 표46 림프계 종양에서 대표적 염색체 이상과 암관련 유전자 ■

염색체 이상	암관련 유전자	유전자 물질의 기능	질 환
t(8;14)(q24;q32)	c-myc	cell cycle progression	버켓림프종
t(11;14)(q13;q32)	bcl-1/cyclin-D1	cell cycle progression	외투세포 림프종
t(14;18)(q32;q21)	bcl-2	negative regulator of apoptosis	여포성 림프종
t(11;18)(q21;q21)	API2/MLT	negative regulator of apoptosis	MALT 위말트 림프종
t(1;14)(p22;q32)	bcl-10	regulator of apoptosis	MALT 위말트 림프종
3q27	bcl-6	transcriptional repressor	비만성 대세포형 B림프종
t(14;19)(q32;q13)	pax-5	transcriptional regulator	lymphoplasmacytic lymphoma
t(14;19)(q32;q13)	bcl-3	transcription regulator	B-CLL
t(1;19)(q23;p13)	E2A-PBX1	호메오박스 유전자	pre-B ALL
t(2;5)(p23;q35)	NPM/ALK	tyrosine kinase	anaplastic large cell lymphoma

B-ALL : B-acute lymphoblastic leukemia, B-CLL : B-chronic lymphocytic leukemia

국제림프종 연구진(I.L.S.G)에 의해 작성된 유럽-미국 조혈조직 및 림프암(REAL분류)[2]은 그 분류로서 형태학적 특징에 다양한 분자 발견, 염색체이상과 분자이상, 임상적 특징을 종합적으로 판단하여 '유래세포'를 추정하는 것으로 질환 단위를 명확히 파악하는 것이 중요하다. 제3판의 WHO분류 기원은 REAL 분류에 있다.[3] 1995년 이후 유럽병리학협회(EAHP)와 혈액병리학협회(SH)는 REAL 분류에 근거한 최신판 WHO분류를 구축했다.[4] 2008년 9월 혈액종양 신WHO 분류보고서 제4판이 발행되었다.[5]

이번 4판 원문은 기술한 분류의 본질을 나타내고 있다. "분류는 의학의 공통언어다. 병은 기술에 의해 처음으로 인식된다. 정의되어 병명이 주어지지 않는다면 환자는 존재할 수 없다. 많은 연구자, 임상자가 그 정의와 병명에 동의하지 않으면 안 된다."

제4판의 특징으로 골수계 56병형(病型), 림프계 84병형, 합계 140병형으로 증가했다.

과거 8년간 연구성과가 반영되어 반복염색체·유전자이상군(세포유전자변이/ 유전자이상 범주) 속에 포함되는 질환 단위가 9병형으로 증가했다. 이것은 제3판 WHO분류에서 명시된 방향성이 한층 진행되고 있는 것을 나타내기 때문에 앞으로도 질환 단위의 수는 증가할 것이라고 생각된다. 이것은 다른 장기의 종양분류와 비교해도 조혈·림프계종양의 두드러진 특징이다. 앞으로도 분자공학의 발전으로 이 경향은 계속될 것으로 예측할 수 있다.

한편 분자병태연구 성과를 받아 전개되고 있는 신규 분자표적약 개발은 만성골수성백혈병(CML) 항암제 글리벡(Imatinib)의 제2세대 약 발매에서도 알 수 있듯이 이후에도 이 흐름은 가속될 것이다. 질환 단위와 임상에 있어서 약제 선택이 불가결한 것은 M3 먹는 항백혈병제 ATRA요법과 아비산(트리세녹스)요법, 만성골수성백혈병에 글리벡요법이 이미 증명되었고 림프계종양에서도 리툭시맵(Rituximab)요법 다발성 골수종에 대한 다양한 신규약(탈리도마이드, 레날리도마이드, 벨케이드)이 등장하고 있어 더 밝은 방향으로 향할 것이다.

최근에는 복제유전자 이상이 특정 질환에 특징적인 것으로 알려졌다.[6)-10)] 이제까지는 특정 염색체이상이 특정 악성림프종에 높은 빈도로 나타나는 것으로부터 염색체 전이가 림프종 발병과 병태 형성에 중요하다고 알려져 있었지만 그 후 분석으로 전이 단독으로는 종양이 되지 않는 것도 밝혀졌다. 전이 외 요인으로는 유전진단방법 Array CGH에 의해 복제유전자 수의 이상 형식이 각각의 질환에 특징적으로 있는 것이 명확해져 그 질환 형성에 있어서 중요성이 시사되었다. 염색체변이와 암관련 유전자를 각 유전자 산물의 기능과 대응하는 질환 단위와 함께 표 46에 나타냈다.

B세포종양으로 인정되는 많은 염색체 전이에 관련되어 있는 것이 면역글로블린 헤비체인종양(IgH) 유전자인 14q43이고 IgL-κ쇄의 2p11과 IgL-λ쇄의 22q11도 염색체전이에 관련되는 일이 많다. 또한 염색체 전이 부위에 암 관련 유전자가 존재해 여포성림프종에 bcl-2(18q21), 외투막세포림프종(MCL)에 bcl-1(11q13) 등이 대표적이다. 이들 종양에서는 암 관련 유전자의 재구성과 과잉발현이 된다. bcl-2 유전자산물은 세포소멸을 제어하고 bcl-1 유전자산물(cyclin D1)은 세포주기에 관여한다. 또 미만성대세포형 B림프종(DCBCL) 등 B림프종 일부 염색체 3q27에 위치하는 bcl-6 유전자의 재구성과 발현항진이 보고되고 있다.

암제어유전자의 연구도 진행되고 있고, p53 유전자변이가 성인 T세포백혈병과 여포성림프종 진행에 관여하는 것이 보고되고 있다. 이밖에 p16(CDKN 2) 유전자변이가 성인 T세포성 백혈병과 B림프종에서 검출되고 있다. p53 유전자변이에 대해서는 진행이 빠른 B-림프종 예후인자로서 중요성이 보고되었다. 또 최근 개발된 DNA microarray 분석법을 사용하여 DCBCL이 유전자 발현양식으로부터 배(胚)중심 B세포형과 활성화 B세포형으로 구별되어 예후가 달라지는 일이 있다.

비호지킨 림프종(NHL)은 림프절뿐 아니라 전신, 여러 장기에 발생할 수 있다. 절외(節外)

장기로서는 피부, 뇌, 눈, 비강, 부비강, 타액선, 갑상선, 유선, 폐, 종격막, 폐막, 소화관, 간, 비장, 고환, 난소, 뼈 등이 있고, 비호지킨 림프종은 전신의 모든 장기에 발생하는 종양이라고 해도 좋다. 절외성 림프종의 세포기원, 악성도, 임상병태에는 발생 장기에 의한 일정한 특정이 있다. 눈, 갑상선, 타액선에는 점막연하림프조직(MALT) 림프종 발생이 높고, 피부는 T림프종이 많으며 다른 장기에 발생하는 림프종의 대부분은 DCBCL이다.

NHL 병리조직 진단의 정도향상(精度向上)을 하려면 항체를 사용한 면역조직학적 검색 또는 유동 혈구계분석에 의한 종양세포의 면역학적 표현형 검색이 좋다. T세포계열을 판정할 때 사용되는 대표적인 분화항원은 CD2, CD3, CD5, CD43, CD45RO 등인데 T세포항원수용체와 복합체를 형성하는 CD3 특이성이 높다. B세포 계열의 지표가 되는 것은 표면면역글로블린(S-Ig), 세포질면역글로블린(C-Ig), CD19, CD20, CD79a 등이 있는데 포르말린 고정재료로 면역염색이 가능한 CD20(L-26)이 가장 넓게 사용되고 있다. CD5 양성은 B-소림프구성 림프종과 MCL의 CD10 양성은 여포성림프종을 진단하는 판단 재료가 된다. 말초 T림프종을 진단할 경우는 혈청항 HTLV-I을 검색해 성인 T세포성 백혈병의 가능성을 검토한다.

제51회 미국혈액학회(ASH 2009) 림프종 섹션에서는 기본치료로 사용되는 리툭시맵○R을 중심으로 많은 최신 자료가 발표되었다. 항암제 R-ICE와 R-DHAP를 비교를 한 CORAL 실험의 최신 데이터(ASH/ASCO Joint Sympo-sium, Abstract No.881)와 고령자의 림프종을 대상으로 치료제 R-CHOP14와 R-CHOP21을 비교한 GELA실험(Abstract No.406), 림프종 치료제 벤다무스틴과 R-CHOP의 비교 실험(Abstract No.405) 등 흥미로운 자료가 차례차례 발표되었다. (CHOP는 비호지킨 림프종 항암제요법, C: 사이클로포스파미드, H: 하이드록시도노루비신, O: 온코빈, P: 프레드니손)

마찬가지로 2009년 미국혈액학회에서 악성림프종에 대한 세 가지 신약에 대한 보고가 있었다. 암세포의 신진대사에 있어서 중앙조절자(mTOR) 역할을 하는 마크로라이드계 항생물질 라파마이신의 표적분자로서 확인된 세린-트레오닌 인산화효소인데, 세포분열과 성장에 있어 조절인자로서 역할을 하고 있다. mTOR는 PI3K/Akt 정보전달경로 아래쪽에 존재한다. 현재 시클로스포린, 타크로무스에 이어 제3의 면역억제제로 미국에서 사용되고 있고 최근 항종양제로 임상실험이 해외에서 실시되었다. 다양한 배양세포에서 mTOR 저해제(라파마이신, CCI-779등)에 의한 증식제어작용이 보고되었다.[11]-[13] 대부분 mTOR 저해제는 세포주기를 등급 1로 정지시킨다.[14] p53과 PTEN 등의 암억제유전자는 사람 종양세포에서 높은 변이가 확인되는 것으로 알려져 있지만 흥미로운 것은 이들 유전자변이를 가진 세포는 mTOR 저해제에 대해 고감수성이라는 것이다. 항암제 에버로리무스는 일본 첫 경구 mTOR(포유류 라피마이신 표적단백질) 저해제다. 마크로라이드계 면역제어제로 개발된 시롤리무스 유도체이고 이뮤노필린 FK506 결합 단백질-12와 복합체를 형성한다. 이 복합체는 세린-트레오닌 인산화효소가 mTOR에 결합해 세포증식 신호를 저해해 종양세포 증식을 억제한다. 이 약은 혈관신생을 저해함으로써 종양 증식을 억제한다. 일본에서는 재발 또는 난치성 호지킨림프종을 대상으로 사용한다. mTOR 저해제인 에버로리무스는 1상 임상실험 결과 명백해졌다. 환자에게 투여해도 일반적으로 충분히 견딜 수 있고 일부 환자에서는 항종양효과가 확인되었다(ASH 2009, Abstract No. 172). DLBCL에서 Akt의 활성이 확인되어 생존기간과 관련 있는 것으로 나타났다. 또 여포성림프종(FL)세포와 미분화대세포형 림프종(anaplastic large-cell lymphoma) 세포 일부에서 mTOR 경로 활성화가 항진되는 것이 확인되었다. 항종양효과는 5mg 투여군에서 DCBCL 환자 1명은 12개월 이상 완전관해, DCBCL 환자 한 명은 10개월 이상 부분관해였다. 유효율은 28.6%였다. 10mg 투여군에서 유효율은 33.3%였다. 1상 임상실험 결과 모든 환자에게 에버로리무스 치료에서 부작용이 확인되었지만 부작용은 모두 일과성이고 가역적이라고 보고됐다.

미국 뉴욕대학의 오웬 A 오코너(Owen A O'Connor) 교수는 방추체(spindle body, 紡錘體)가 있으며 세포분열에 필요한 단백질인 키네신스핀들단백질(KSP) 저해제 SB-743921은 림프종에 유용하다고 말했다. 항종양효과는 다시설 공동 1,2상 임상실험에서 확인했다(ASH 2009, Abstract No. 1673). SB-743921에 대해서 최초 임상실험으로 중요한 용량제한 독성으로는 호중구 감소가 확인되었다. 항종양효과는 SB-743921을 $6mg/m^2$ 이상 투여해 평가 가능한 17명 중 4명이 부분관해를 보였다.

비호지킨림프종과 급성림프구 백혈병치료제인 블루나투모맵은 저악성도 여포성림프종, 맨틀세포림프종에 효과가 있다. 블루나투모맵은 B세포상의 CD19와 T세포상의 CD3의 두 개를 인식하는 항체 제제로 T세포를 B세포성의 림프종에 유도해 공격하도록 하는 제제, T세포를 활성화해 암세포를 인식시켜 공격하는 2중특이항체 T-세포 관련(BiTE) 항체의 일종으로 특히 CD19를 표적으로 한다. 블루나투모맵(MT 103/MEDI-538)에 의해 재발성 비호지킨림프종 환자의 종양 퇴출을 확인했다. 이 결과는 1상 임상실험으로 확인된 것으로 뷔르츠브르크대학 Bargou 박사가 보고했다.[15] 독일 마이크로멧사와 미국 메드이뮨사가 공동개발한 BiTE 항체는 사람 면역계의 가장 강력한 세포인 킬러T세포에 T세포가 가진 생리학적인 공격성과 같은 방법으로 종양세포를 인식시켜 양측 사이에 면역학적인 시냅스(신경연쇄)를 유도한다. 이 시냅스로부터 T세포에 퍼포린과 그랜자임이 종양세포에 전달되어 종양세포는 세포소멸(Apoptosis)에 이른다. 임상실험 대상은 전 치료 후 재발해 치료가 불가능하다고 진단된 비호지킨림프종환자에게 블루나투모맵을 1일 0.06mg/m^2 투여한 7명 전원에서 종양퇴출이 확인되었다. 등급 3 이상의 부작용은 백혈구 감소 37%, 림프구 감소 59%, 발열 7%, 간 장해 4%였다 또 Bargou 박사는 2007년 ASH에서 평가가능한 비호지킨림프종 환자 26명 중 2명은 완전관해, 2명은 부분관해, 2명은 최소 반응, 13명은 안정이었다고 보고했다(ASH 2007, Abstract No.2557).

악성림프종치료제 브렌투시맙(SGN-35)은 CD30 항체와 미소관중합조해체인 미세소관차단 E(MMAE) 복합체(ADC·antibody-drug conjugate)이다. ADC는 살세포성 약제를 종양세포에 옮기는 모노크로날 항체로 시애틀 제네넥스사는 항체와 약제를 결합시키는 독자 연결 시스템 기술을 개발했다. 이 연결 시스템은 혈류 중에도 안정되고 표적세포 내에서만 약제를 방출하도록 설계되어 있다. 이 방법에 의해 표적세포 이외의 세포는 영향을 주지 않아 화학요법의 부작용을 경감시킬수 있다고 해 FDA로부터 재발, 난치성호지킨림프종에 대해 우선 검사의 대상이 되고 있다. 두 개의 1상 임상실험에서 고용량의 브렌툭시맙에 의해 30% 이상의 환자에게 완전관해가 보여지고 있다. 주요한 부작용은 권태감, 발열, 말초신경장애, 설사, 구역질, 호중구 감소로 대부분이 등급 1,2로 인용성도 인정되었다. 캘리포니아 조혈모세포 이식병원 City of Hope의 로버트 첸(Robert Chen) 박사는 재발 또는 난치성림프종에 브렌툭시맙을 사용함으로써 종양이 반감된 환자가 70% 상승한다고 〈종양과 생명공학기술 뉴스〉와의 인터뷰에서 말했다.

항 CD20 모노크로날 항체제제 브렌툭시맙은 화학요법과 병용하면 여포성림프종 환자에 주효할 뿐 아니라, 유지요법으로도 유효하다는 것이 2010 임상암학회에 보고되었다(ASCO 2010, Abstract No.8004). 여포성림프종에 있어 치료법이 발전해 관해율 향상과 관해기간의 연장을 가져왔지만 환자는 재발을 반복하는 불안감을 안고 있다. 제1선택으로 브렌툭시맙의 유효성은 확실하지는 않았지만 프랑스 리옹대학의 길레 살레(Gilles Salles) 교수는 3상 PRIMA 임상실험 중 해석을 하여 브렌툭시맙을 유지요법으로 2년 하면 더 악화되지 않고 유의미하게 내려간다고 보고했다. 브렌툭시맙 $375mg/m^2$를 8주마다 투여하는 유지요법을 2년간 치료한 군과 관찰만 한 대조군을 비교했다. 평균 추적기간 25개월. 무진행생존기간 개선은 치료군 82%, 대조군 66%로(HR;0.50, 95%CI;0.39 - 0.64) 유지요법의 중요성을 확인했다.

예후가 양호한 1,2기 S 호지킨림프종을 대상으로, ABVD요법(독소루비신, 빈블라스틴, 디카바진)을 2사이클과 4사이클 치료하고 발병한 부위만 방사선조사(IFRT)를 20Gy와 30Gy를 비교하는 2X2 디자인으로 검토한 결과, 4군에서 효과 차이가 없다고 독일 호지킨림프종 연구진(GHSG)이 HD10 실험 최종결과를 유럽혈액학회 EHA 2010에 보고했다. 평균연령은 36세 (16~75세). ABVD요법을 비교한 결과 완전관해는 ABVD요법 4사이클에서 57%, 2사이클에서 51%로 관해율은 같았다. 5년 무증악생존율(PFS)은 양쪽 모두 90%를 넘고 또 전생존기간도 차이가 없었다.

그러나 등급 3~4의 부작용은 4사이클에서 52%, 2사이클에서 33%(p<0.0001)로 ABVD요법 4사이클 쪽이 많았다. 선량(방사선의 양)의 20Gy과 30Gy을 비교해도 5년 PFS는 유의미한 차이가 없었다(p=0.93). 4군 비교에서는 전생존기간에 유의미한 차이가 없어 조기 호지킨림프종에 ABVD요법 2사이클+IFRT 20Gy가 새롭게 기본치료법이 될지도 모르겠다.

히스톤 탈아세틸효소는 암억제유전자의 발현과 DNA 혹은 크로마틴(Chromatin) 구성성분을 변화시켜 암 발생과 진행에 관련된 전이인자를 제어하고 있다. 최근 히스톤 탈아세틸 효소 저해제로부터 아세틸을 수식하는 유전자억제의 순서를 알 수 있었다.[16]

히스톤 탈아세틸효소 저해제 히스톤 탈아세틸화효소 억제제의 파노비노스타트는 이식 후 재발 또는 치료 불가능한 호지킨림프종에 피노비노스타트 40mg을 1주에 3회 내복해 3주를 1사이클로 한 2상실험에서 129명 중 종양 퇴출은 26%, 완전관해는 3명으로 확인되었다. 등급 3~4의 부작용은 혈소판감소증 64%, 빈혈 12%이지만 일과성으로 장기 치료도 가능하다고 생각한다. 스페인 성파우병원의 안나 수레다(Anna Sureda) 박사가 유럽혈액학회에서 발표한 (EHA 2009, Abstract No.1064) 파노비노스타트는 시험관 내에서 나노몰 수준의 저농도에서 세포주 세포사멸을 유도하는 것으로 나타났다.

오파투뮤맙 등 리툭시맙 이외의 항 CD20 모노크로날항체 제제 개발이 잇따르고 있다.[17)18)]
프랑스의 길레 살레 박사는 '유럽혈액학회 EHA 2010'에서 재발성 또는 치료불응성의 무증후성 비호지킨림프종(iNHL)에 대한 완전인간형 항CD20 모노크로날항체제제, GA101 단일제제 치료는 인용성이 높고 전 치료의 리툭시맙 치료력과 불응성에 관계 없이 높은 유효성이 인정되어 특히 고용량 투여군에서 유효율이 높은 것으로 2상 임상실험 결과 나타났다고 발표했다(Abstract No.0558). GA101은 직접적인 작용 외에 항체의존성세포상해활성과 보체의존성세포상해활성에 의한 항종양효과를 발휘한다. 저용량군(18명)은 400mg을, 고용량군(22명)은 1,600mg과 800mg를 반복했다. 리툭시맙에 불응성 환자는 양쪽에서 60%에 걸친 24명이었다. 주입반응은 저용량 72%, 고용량에서는 73%가 확인되었지만 대부분 등급 1~2였다. 등급 3~4의 혈액독성은 고용량에서만 발생하였으며 호중구 감소증 3명, 혈소판 감소증 1명이었다. 유효율은 저용량에서 16.6%, 고용량에서 54.5%이었다. 리툭시맙에 불응성인 환자 24명에서 전유효율은 저용량군 7.6%, 고용량군 54.6%의 양호한 성적이었다.

CD22는 B세포림프종 90%에 발현하는 막관통형 당단백으로 CMC-544(이노투주맵 오조가미신)는 강력한 항종양물질인 칼리키아마이신을 결합시킨 항CD22 인간화 항체제제이다.[19)] CMC-544는 재발성의 호포성림프종(FL)과 비만성대세포형 B세포 림프종(DLBCL)에 리툭시맙과 병용으로 양호한 전유효율(OPR)을 나타내고 혈액독성과 간기능 저하 등의 부작용도 관리 가능한 범위 내였으며 1, 2상 임상실험 결과로 나타났다(EHA 2010, Abstract No. 0573). 벨기에 루벵대학병원 그레고르 베프훼프(Gregor Verhoef) 박사 보고에 의하면 실험은 두 개의 파트로 실시됐다. 파트1에서는 증량법에 리툭시맙과 병용하는 CMC-544의 최대허용 용량을 확인했다. 파트2에서는 리툭시맙 전 치료를 받은 CD20양성 및 CD22양성 B세포 비호지킨림프종 환자에게 유효성과 안정성을 평가했다. 리툭시맙은 1일 375mg/m^2를, CMC-544는 2일에 1.8mg/m^2를 투여, 1사이클을 28일로 해서 악화되지 않으면 8사이클까지 계속했다. 평균연령은 66세(20~85세)로 73%는 3~4기였다. 부작용은 혈소판감소증 46%, 간기능

저하 33%, 메스꺼움 44%로 나타났다. 최대 허용용량에 있어 전유효율은 호포성림프종(FL)이 84%, 미만성대세포 B세포형 림프종은 80%였다. 1년 생존율은 FL 97%, 미만성 대세포형 B세포림프종 79%였다. 단, 혈중농도 곡선하면적(AUC)은 사이클이 겹칠 때마다 증가, 반감기(Half-life)도 1사이클 이후 연장했기 때문에 신중한 투여가 필요하다.

저자의 병원에서 악성 림프종을 치료한 사례이다.

모두 비호지킨 임파종으로 중등도악성군이라고 생각되는데, 2례의 병리조직이 명확하지 않았고 3례 중 미만성 대세포형B세포림프종의 1례는 완전관해, 2례는 진행이었다.

Reference

1) Bennett JM, Catovsky D, Daniel MT, Flandrin G, Galton DA, Gralnick HR, Sultan C : Proposals for the classification of the acute leukaemias. French-American-British (FAB) co-operative group. Br J Haematol 33(4) : 451-458, 1976.

2) Harris NL, Jaffe ES, Stein H, Banks PM, Chan JK, Cleary ML, Delsol G, De Wolf - Peeters C, Falini B, Gatter KC, et al.:A revised European-American classification of lymphoid neoplasms : a proposal from the International Lymphoma Study Group. Blood 1 ; 84 (5) : 1361-1392, 1994

3) Jaffe ES, Harris NL, Diebold J, Muller-Hermelink HK : World Health Organization Classification of lymphomas : a work in progress. Ann Oncol 9 (Suppl 5) : S25-30, 1998.

4) Harris NL, Jaffe ES, Diebold J, Flandrin G, Muller-Hermelink HK, Vardiman J : Lymphoma classification-from controversy to consensus : the R.E.A.L. and WHO Classification of lymphoid neoplasms. Ann Oncol11(Suppl1) : 3-10, 2000.

5) Swerdlow SH, Campo E, Harris NL, et al (eds) : WHO Classification of Tumours of Haematopoietic and Lymphoid Tissues. Fourth Edition, Lyon, I ARC Press, 2008.

6) TagawaH, Tsuzuki S, Suzuki R, Kaman S, Ota A, Kameoka Y, Suguro M, Matsuo K, Yamaguchi M, Okamoto M, Morishima Y, Nakamura S, Seto M : Genome-wide

array-based comparative genomic hybridization of diffuse large B-cell lymphoma : comparison between CD5-positive and CD5-negative cases. Cancer Res 1 ; 64 (17) : 5948-5955, 2004.

7) TagawaH, Kaman S, Suzuki R, Matsuo K, Zhang X, Ota A, Morishima Y, Nakamura S, Seto M . Genome-wide array-based CLrH for mantle cell lymphoma .identification of homozygous deletions of the proapoptotic gene BIM. Oncogene 17,z4(8) : 1348-1358, 2005.

8) TagawaH, Suguro M, Tsuzuki S, Matsuo K, Karnan S, Ohsnima K, Okamoto M, Morishima Y, Nakamura S, Seto M : Comparison of genome profiles for identification of distinct subgroups of diffuse large B-cell lymphoma. Blood 1 ; 106 (5) : 1770-1777, 2005.

9) Oshiro A, TagawaH, Ohshima K, Karube K, Uike N, Tashiro Y, Utsunomiya A, Masuda M, Takasu N, Nakamura S, Morishima Y, Seto M : Identification of subtype -specific genomic alterations in aggressive adult T-cell leukemia/lymphoma. Blood 1 ; 107 (11) : 4500-4507, 2006.

10) Nakashima Y, TagawaH, Suzuki R, Karnan S, Karube K, Ohshima K, MutaK, Nawata H, Morishima Y, Nakamura S, Seto M : Genome-wide array-based comparative genomic hybridization of natural killer cell lymphoma/leukemia : different genomic alteration patterns of aggressive NK-cell leukemia and extranodal Nk/T-cell lymphoma, nasal type. Genes Chromosomes Cancer 44 (3) : 247-253, 2005.

11) Wong SW, Tiong KH, Kong WY, Yue YC, Chua CH, Lim JY, Lee CY, Quah SI, Fow C, Chung C, So I, Tan BS, Choo HL, Rosli R, Cheong SK, Leong CO : Rapamycin synergizes cisplatin sensitivity in basal-like breast cancer cells through up-regulation of p73. Breast Cancer Res Treat 5 : 2010 (Web Journal Report)

12) Di Nicolantonio F, ArenaS, Tabemero J, Grosso S, Molinari F, Macarulla T, Russo

M, Cancelliere C, Zecchin D, Mazzucchelli L, Sasazuki T, Shirasawa S, Geuna M, Frattini M, Baselga J, Gallicchio M, Biffo S, Bardelli A : Deregulation of the PI3K and KRAS signaling pathways in human cancer cells determines their response to everolimus. J Clin Invest 2 ; 120 (8) : 2858-2866, 2010.

13) Kremer M, Sliva K, Klemke CD, Schnierle BS : Cutaneous T-cell lymphoma cells are sensitive to rapamycin. Exp Dermatol 19 (9) : 800-805, 2010.

14) Huang S, Houghton PJ : Targeting mTOR signaling for cancer therapy. Curr Opin Pharmacol 3 (4) : 371-377, 2003.

15) Bargou R, Leo E, Zugmaier G, Klinger M, Goebeler M, Knop S, Noppeney R, Viai'dot A, Hess G, Schuler M, Einsele H, Brandi C, Wolf A, KirchingerP, Klappers P, Schmidt M, Riethmuller G, Reinhardt C, Baeuerle PA, KuferP : Tumor regression in cancer patients by very low doses of a T cell-engaging antibody. Science 15 ; 321 (5891) : 974-977, 2008.

16) Tan J, Cang S, Ma Y, Petri llo RL, Liu D : Novel hi stone deacetylase inhibitors in clinical trials as anti-cancer agents. J Hematol Oncol 4 ; 3 : 5, 2010.

17) Czuczman MS, Gregory SA : The future of CD20 monoclonal antibody therapy in B-cell malignancies. Leuk Lymphoma 51(6) : 983-994, 2010.

18) MossnerE, Biiinker P, MoserS, Piintener U, Schmidt C, HerterS, Grau R, Gerdes C, Nopora A, van Puijenbroek E, Ferrara C, Sondermann P, Jager C, Strein P, Fertig G, Friess T, Schiill C, Bauer S, Dal Porto J, Del Nagro C, Dabbagh K, Dyer MJ, Poppema S, Klein C, Umana P:Increasing the efficacy of CD20 antibody therapy through the engineering of a new type II anti-CD20 antibody with enhanced direct and immune effector cell-mediated B-cell cytotoxicity. Blood 3 ; 115 (22) : 4393-4402, 2010.

19) Wong BY, Dang NH : Inotuzumab ozogamicin as novel therapy in lymphomas. Expert Opin Biol Ther 10 (8) : 1251-1258, 2010.

11 - 10 전립선암

전립선 수술 후 방사선치료, 안드로겐 차단치료는 전립선암에 특징적인 QOL(성기능, 요로기능, 장기능)을 저하시킬 가능성이 있지만 전립선암은 어느 치료법을 선택해도 5년 생존율은 거의 100%가 된다.

미국 암젠사는 2010년 2월, 진행성전립선암에서 뼈 전이가 있는 환자를 대상으로 데노수맙과 비스포스포네이트제제 졸레드론산(부품명: 조메타)을 비교한 3상 임상실험에서 데노수맙은 뼈에 전이가 되어 처음 발병까지 기간이 많이 걸리고 같은 현상이 복수로 발생하는 비율을 감소시켜 졸레드론산보다 통계학적으로 우월성을 나타냈다. 데노수맙은 완전 인간 모노크로날 항체제제로 간질세포와 골아세포에서 발현해 파골세포 분화에 중요한 단백질 촉진제에 특이적으로 결합한다.

CTLA-4는 T세포 표면에 나타나 T세포 활성을 억제해 자기면역기능을 억제한다. CTLA-4 완전 사람항체제 이피리뮤맙은 CTLA-4 기능을 억제하도록 개발되어 있다. 진행성전립선암 치료로서 CTLA-4를 차단해 T세포 활성을 증강하는 것으로 상승작용을 얻을 수 있을 가능성이 있어 진행성전립선암에 이피리뮤맙 단 1회 투여로 남성호르몬 안드로겐억제와 상승작용이 가능하고 인용성(忍用性)도 높은 것이 2상 임상실험 결과에서 나타났다(2010 Genitourinary Cancers Symposium(ASCO GU 2010)). 안드로겐 억제는 주로 완화요법으로 사용되는 치료법으로 전립선 염증을 유도해 전신의 T세포 활성화를 증강한다.

바피티닙은 Bcr-Abl 유전자변이와 Lyn효소라는 두 종류의 티로신 키나아제를 강력히 저해하는 경구형 듀얼 키나아제 저해제로 실험에서 글리벡의 25~55배 효과가 있고 글리벡 내성에 관여하는 Lyn 키나제(kinase) 효소를 저해할 수 있는 것으로 나타났다. 미국 사이릭스사는 2010년 후반에 진행성전립선암 환자에게 바피티닙의 유효성과 안전성을 평가하는 2상 임상실험을 한다고 발표했다.

일본에서는 2010년 제98회 일본 비뇨기과학회총회에서 골전이가 있는 전립선암에 HER 2 과잉발현이 있는 환자는 HER2 음성환자에 비해 예후가 불량하고 HER2가 내분비치료 후 예후표시가 될 가능성이 명확해졌다. 대상은 임상병기 D2 전립선암으로 HER2 양성은 29.4%

였다. 5년 암특이생존률은 양성군이 40.9%, 음성군 67.3%로 양성군 쪽이 유의미하게 낮았다 (p=0.0301).

같은 학회에서 또 하나의 화제로서 도시탁셀 저항성이 나타나 전립선암에 대한 신규 종양항원 CDCA1을 표적으로 한 암 펩타이드 백신치료의 안전성을 1~2상 임상실험으로 확인했다. 이와테의과대학 의학부 비뇨기관학 연구팀이 도쿄대학의학부 연구소와의 공동연구에서 고령의 전립선암 환자에서 발현하는 유전자 CDCA1을 확인했다. CDCA1 유래 HLA-A24 구속성 항원결정 펩타이드를 제작하여 이 펩타이드를 표적으로 한 암 펩타이드백신을 의사 주도로 2009년에 1~2상 임상실험을 시작했다. 1상실험에서 CDCA1 유래 펩타이드백신을 1mg부터 시작해 3mg까지 늘려 투여량을 결정했다. 임상적 유효성이 확인되어 2상 임상실험에서는 1상 임상실험과 합쳐 30명을 추가해 유효율을 평가했다. 심각한 전신 부작용이 없어 도시탁셀 부작용 환자도 치료 기대가 높다.

FDA는 2010년4월에 미국 덴드레온사가 개발한 전립선암 치료용 백신 '프로벤지'(속명: 시푸류셀-T)를 승인했다. FDA가 자기세포를 사용한 면역요법을 승인한 첫 사례이다. 프로벤지는 환자 혈액에서 말초혈단핵구를 분리한 후 제조된 백신으로 이 백신은 항원제시세포(APC), T세포, B세포, NK세포 등을 포함한다.

저자 병원의 수지상세포 암백신요법의 배양과정은 환자 혈액에서 말초혈단핵구를 분리하는 점은 같지만 항원제시세포 중에서도 프로페셔널 항원제시세포라 불리는 수지상세포로 분화유도하는 점이 다르고 또 미국암학회(AACR)와 암 임상연구학술지에서 추천하는 75종류 암항원 중에서 암백신에 사용하는 항원 제1위와 제2위로 선출된 암항원 전체를 사용한다. WT-1과 MUC-1을 수지상세포에 제시하고 추가하기 때문에 보다 높은 치료효과를 기대할 수 있다. 수지상세포 순도에 대해서도 덴드레온사 수지상세포 순도가 11.2% 정도이지만[1] 저자 병원의 수지상세포 순도는 80% 이상이다. 그 밖에 복합면역요법에 관해서는 다음에 보고하기로 한다.

1. GM-CDF(과립구마크로파지 코로니자극인자)와 탈리드마이드 조합은 항호르몬 치료를 하지 않은 전립선암 환자 치료에 유효한 결과가 나왔다(2상 임상실험). (2005년, 미국 암학회·미국 국립암연구소·유럽 암연구치료기관합동회의 'AACR-NCI-EORTC'; Abstract A49)

■ 표47 전립선 암환자 배경 ■

Characteristics	No. of Patients	%
Mean age	70.5 ± 7.9	
Stage B1	1	10.0
D2	4	40.0
D3	5	50.0
PS 0	2	20.0
1	1	10.0
2	6	60.0
3	1	10.0
Previous cancer therapy		
Hormonal therapy	5	50.0
Radiation	2	20.0
Other	4	40.0

■ 표48 전립선암의 수지상세포 암백신에 사용한 펩티드 및 단백질 ■

Cancer Antigen	No. of Patients	%
MUC-1, PSA	3	30.0
MUC-1, WT-1, PSA	7	70.0

■ 표49 표준치료 효과가 없는 진행성 전립선암에 대한 수지상세포 암백신의 효과 ■

Clinical responses	CR	PR	SD	PD	Total
사례수	0	6	2	2	10
%	0	60.0	20.0	20.0	100

주효율 60.0%, 암억제율 80.0%

2. 미국 국립암연구소(NCI)에 의하면 방사선치료와 암백신을 병용한 암치료 결과, 일부 전립선암 환자에게서 암세포에 대한 면역반응이 높아지는 것을 발견했다. 병용치료 환자 17명 중 13명에게서 면역세포가 3배 이상 증가했다(2상 임상실험). (2005년 5월 1일 미국국립암연구소 〈NCI 뉴스〉 발행)

저자의 병원에서 전립선암에 수지상세포 암백신을 치료한 실적은 다음과 같다.

우리들은 표준치료로 효과가 없는 10명의 전립선암 환자에게 수지상세포 암백신을 투여한 후 역추적하였다. 환자 배경은 표47에, 사용한 펩타이드는 표48에 나타나 있다. 결과는 종양

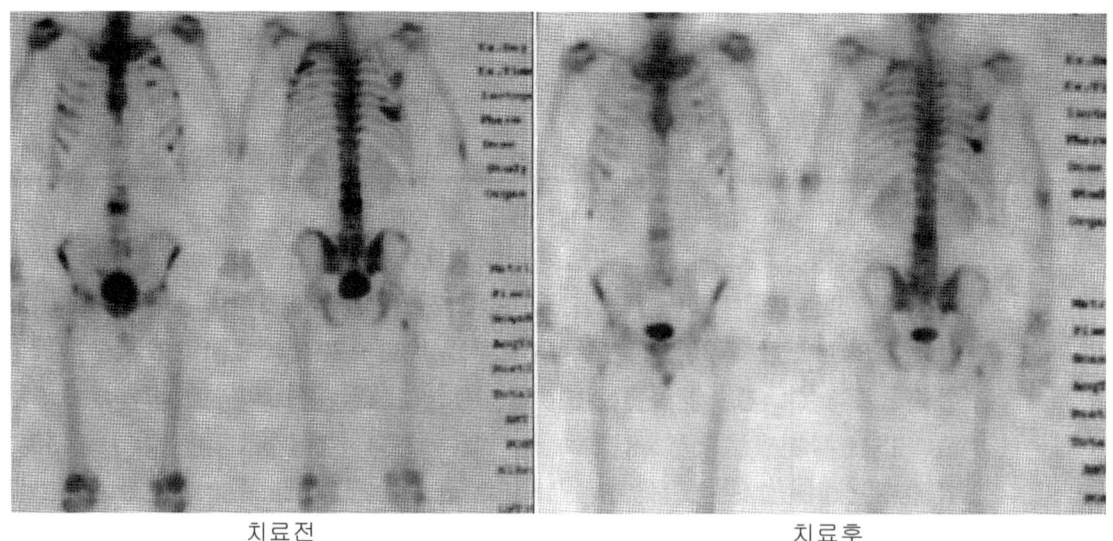

| 치료전 | 치료후 |

■ 그림34 전립선암의 뼈 신티그래피, 수지상세포 암백신 치료 전후사진 ■

수축 60.0%, 암제거율 80.0%로 양호한 성적이었다(표49).

저자의 병원에서 수지상세포 암백신을 치료한 증례는 다음과 같다.

【증례: 57세, 남성, 전립선암 뼈전이 D2단계】

2008년 2월 병원에서 전립선암이 뼈로 전이된 것을 발견해 항암제(MAB요법)와 조메타를 시작했다. PSA가 219.8에서 26.8ng/Ml로 저하되었지만 그림34 왼쪽처럼 늑골과 척추로 전이된 암은 효과가 없어 수지상세포 암백신치료를 희망해 우리 병원에 왔다. PSA, MUC-1 인공항원으로 수지상세포 암백신 치료를 1사이클 치료 후 PSA가 2.1ng/Ml로 낮아졌으며 뼈전이도 현저히 개선되었다.

Reference

1) Small EJ, Fratesi P, Reese DM, Strang G, Laus R, Peshwa MV, Valone FH! Immunotherapy of hormone-refractory prostate cancer with antigen-loaded dendritic cells. J Clin Oncol1 ; 18 : 3894-3903, 2000.

11 – 11 갑상선암

갑상선암은 크게 4개의 조직형이 있고 10년 생존율이 80% 이상인 유두암으로부터 1년 이상 생존하기 어려운 미분화형까지 예후가 현저히 다르다. 갑상선암 중 80% 이상은 유두암으로, 잘 발생하는 연령은 30~50대이며 치료의 제1선택은 수술이다. 예후가 양호이고 때로는 방사선치료와 방사성 요오드치료, 갑상선자극호르몬(TSH) 억제요법 등도 행한다. 다음으로 많은 여포암은 10~15%. 유두암과 같이 여성에 많지만 잘 발생하는 연령은 점점 높아져 40~60세다. 혈행성 전이는 폐 등으로 원격전이가 많다. 이 때문에 예후는 유두암과 비교하면 불량하지만 진행이 느려 10년 이상 생존율이 50%를 넘고 있다. 수술이 일반적이다. 미분화암은 3~5%로 유두암과 마찬가지로 여성에게 많고 연령층은 66세 이상이다. 미분화암은 유두암 또는 여포암이 전화한 것이라고 생각되며 예후가 매우 나빠 1년 이상 생존이 드물다. 27시간에 종양세포가 배로 증가할 가능성이 있다는 보고도 있다.

급속히 증대하는 경부종대를 호소하는 일이 많고, 급격히 주위에 침윤하는것부터 목 압박감, 동통, 열감, 피부발진, 쉰목소리, 호흡곤란, 연하(삼킴)곤란 등이 발생한다. 조기에 발견하면 항암제, 수술, 방사선치료를 합친 복합치료를 하는 경우가 많다. 종양 증식이 빠르기 때문에 조기에 발견하지 않으면 완화치료를 하는 경우가 많다. 방사성 요오드치료, TSH억제요법은 효과가 적다. 갑상샘수양암은 1~2%로 빈도가 낮지만 20%는 다발성내분비선종양으로 상염색체 우성유전을 나타내는 것이 특징이다. 예후는 가족력으로 발병한 쪽은 양호하고, 10년 생존율은 산발적인 경우 40%, 가족력 발병에서는 80%가 된다. 갑상선 방여포세포(C세포)는 칼시토닌과 CEA 등을 분비한다. 치료의 제1선택은 수술, 방사선 요오드치료이며 TSH억제요법은 효과가 적다. 그밖에 하시모토병 환자에게 갑산선종이 급속히 커질 때에는 적극적으로 검사를 받아야 한다. 치료는 악성림프종 조직형에 따라 다르지만 방사선치료, 화학요법 혹은 그 조합을 병행한다. 방사성 요오드치료, TSH억제요법은 효과가 적다. 조기에 발견하면 예후는 대체로 양호하다.

갑상선암 치료로 수술이 주체이지만 유두암은 갑상선 전부를 적출해야 한다는 의견과, 작은 암은 부분절제로 충분하다는 의견이 맞서고 있다. 일본과 유럽에서는 부분절제(편엽절제,

즉 갑상선암이 존재하는 부분만 절제)가 많고 미국에서는 전체를 제거하는 경우가 많다. 최근 미국에서도 부분절제술을 하고 있다. 이것은 환자 추적 결과 작은 유두암에서 부분절제와 전적출에서 생존률 차이가 없었기 때문이다. 또 림프절 전이가 많기 때문에 수술 시 부속 림프절을 예방적으로 절제해야 한다고 하는 의견과 그럴 필요없다는 의견의 대립이 있다. 일본과 유럽에서는 림프절절제를 추천하는 전문가가 많고 미국에서는 갑상선적출과 강력한 방사능 요오드 치료를 병행하면 림프절의 예방적 절제는 불필요하다고 하는 의견이 많다. 요오드는 해조류 등에 많이 포함되어 있는 미네랄 영양소이고 혈액 중에 들어간 요오드 대부분은 갑상선조직에 의해 흡수된다. 방사성 요오드 치료라는 것은 방사능을 내는 요오드를 만들어 이것을 복용하면 방사성 요오드는 갑상선조직에 모여 갑상선조직에 선택적으로 방사선을 흡수시킬 수 있다. 갑상선 암세포에 요오드를 흡수하는 성질이 남아 있으면 이 방법으로 림프절과 폐 등에 전이한 암세포에 방사선을 가할 수 있다. 일반적으로 정상적인 갑상선 조직은 갑상선 암세포보다 요오드 섭취가 강하므로 이 치료를 하기 위해서는 건강한 갑상선을 전적(全摘)해 놓을 필요가 있다. 일본에서는 주로 전이가 증명되거나 강하게 의심되는 경우에 사용하는 일이 많지만 미국에서는 전이가 설명되지 않는 경우에도 예방적으로 하는 일이 많다.

갑상선자극호르몬(TSH)이 대량으로 분비되면 유두암과 여포암은 종양 성장이 빨라지는 것으로 알려져 있다. 이 때문에 TSH억제요법은 갑상선호르몬을 과량으로 투여해 TSH를 억제하여 갑상선암 성장을 억제하는 치료법이다. 이미 절제할 수 없는 전이가 확인된 경우, 전이와 성장 억제를 위한 유효한 치료법이다. 미국에서는 전이가 확인되지 않아도 모든 갑상선암 환자에게 예방적으로 TSH억제요법을 해야 한다는 의견이 강하다. 단, 모든 갑상선암에 동등하게 유효한 것은 아니고 골조송증 위험도 있기 때문에 조기에 수술이 가능한 경우와 예방 목적으로 림프절 절제를 할 경우 전이가 확인되기 전에는 반드시 필요하지는 않다는 전문가도 있다.

ASCO 2010에서 토리노대학 카탈라노(Catalano) 교수는 갑상선 미분화암 환자 7명으로부터 암조직을 배양해 히스톤 탈 아세틸효소 저해제인 파노비노스테트를 첨가해 생존력에 장해를 주어 요오드화나트륨 공수송체(NIS)의 mRNA 발현과 단백질발현을 유도해 요오드 조직에 혼잡을 항진시켰다고 보고했다(Abstract No: e13625).

각종 갑상선암에 90% 이상 확률로 WT-1이 발현하고 있는 것을 알 수 있다.[1] 갑상선암은 다수의 항원결정기가 알려져 있다.[2]

Reference

1) Oji Y, Miyoshi Y, KogaS, Nakano Y, Ando A, NakatsukaS, Ikeba A, Takahashi E, Sakaguchi N, Yokota A, Hosen N, Ikegame K, Kawakami M, Tsuboi A, Oka Y, Ogawa H, Aozasa K, Noguchi S, Sugiyama H : Overexpression of the Wilms' tumor gene WT-1 in primary thyroid cancer. Cancer Sci 94 (7) : 606-611, 2003.

2) Papewalis C, Ehlers M, Schott M : Advances in cellular therapy for the treatment of thyroid cancer. J Oncol 2010 : 179491, 2010.

11 - 12 악성흑색종

악성흑생종의 현미경적 병기분류는 병변의 승직(乘直) 방향 두께를 mm 단위로 조직학적으로 검사한 소견(Breslow 분류) 또는 국소침윤 해부학적 레벨(클라크분류)에 근거해 결정한다. Breslow의 침습 두께는 재발성이 높아 두께 1.5mm를 넘는 병변에서는 악성흑생종 이동을 보다 정확히 예측할 수 있기 때문에 항상 치료를 위해 보고가 필요하다. 원발종양을 정확히 현미경적 병기분류를 하려면 병리전문의에게 평가받는 것이 필요하다. 침윤수준 지표인 클라크 분류는 표50에 나타나 있다.

흑색종은 종양이 원발부위 이외로 확대되지 않으면 치유 가능성이 굉장히 높다. 이들 대부분은 진피유두층을 넘는 침윤이 보이지 않는 얕은 병소(클라크레벨 I~II: 브레슬로 침습 두께

■ 표50 악성흑색종의 그래프 분류 ■

레벨 I	상피에 한정하는 신체변화(상피내 흑색종) 침윤성 변화는 아님
레벨 II	진피유두층에 침윤하지만 유두 융합성 강상층에는 미치지 않음
레벨 III	침윤이 진피유두층 전체에 퍼져있지만 진피 융합성층을 관통하지 않음
레벨 IV	진피 융합성층에 침윤되었지만 피하조직에는 침윤되지 않음
레벨 V	진피 융합성층을 관통해 피하조직에 침윤됨

1mm 이하)이다. 국소성 흑색종 치료법은 세부적인 병기에 따라 여유를 두고 원발소를 외과적으로 수술한다. 두께 2mm 미만의 병소는 대부분의 경우 근치적 재절제(再切除)는 1cm의 여유를 두고, 두께 2~4mm 흑색종 대부분은 근치적절제에 2~3cm의 여유를 둔다. 브레슬로의 침습 두께가 4mm을 넘는 흑색종 환자는 고용량의 인터페론을 사용한 보조요법이 검토돼야 한다. 소속 림프절에 확대된 흑색종 원발소를 광범위하게 국소절제하고 전이를 보인 소속 림프절을 절제하면 치유되는 경우도 있다.[1]

고용량 IL-2요법은 소수 환자에서 유지 반응이 인정된 것이 보고되고 있는데, 원격전이가 보이는 흑색종은 표준치료로 치유되는 경우가 드물다.[2] 악성흑색종이 자연퇴출된 증례도 보고되고 있는데 이것이 확인된 증례는 1% 미만이다.[3] 3기 이상에서는 종양마커로서 혈중 5-S-cysteiny dopa(5-S-CD)치를 측정해, 멜라닌 합성중간산물량을 구해 전이진행도 등을 평가한다. 진행된 흑색종의 경우 표준전신요법에 의한 연명효과는 부족하다.

디카바진(DTIC)과 니트로소우레아계 항암제인 카르무스틴(BCNU)의 객관적 주효성은 약 10~20%이다.[4][5]

Dartmouth regimen(디카바진, 시스플라틴, 나이트로소요소계와 타목시펜)은 디카바진 단독 투여에서 우수성이 증명되지 않아, IL-2와 IFN-α보다 우수한 치료법 개발이 바람직하다.[6]

흑색종에 대해 현 시점에서 유용한 생물학적 치료는 IFN-α 와 IL-2일 것이다. IFN-α의 주효율은 8~22%이고 연일 또는 주 3회 장기간 투여가 주 1회 이상 간격을 두고 투여하는 일정보다 우수하다고 보여진다.[7] IL-2 배위자 주효율도 거의 같은 10~20%이다.[8]

디카바진 단일제제 치료와 면역요법을 동반한 혹은 동반하지 않는 병용화학요법과 비교한 20건의 무작위실험(환자 3,273명)의 메타분석에서 디카바진 및 IFN-α의 병용투여가 디카바진 단독 투여보다 종양 주효율이 53% 높다는 것으로 나타났지만(95% 신뢰구간 1.10~2.13) 전 생존율 차이는 보이지 않았다.[9]

종양 관련 항원이 악성흑색종에서 발견되고 있다.[10]~[12] 항세포독성 T림프구 관련 항원4 (CTLA-4) 수용체는 항원제시세포 CD80/B7과 T림프구의 CD28 배위자와 결합해 면역반응 중지에 관여하고 있다. 현재 이 인간화 모노크로날 CTLA-4 항체는 임상실험 중이다. 인필리무맙(MDX-10)[13]과 트리멜리뮤맙(CP-675,206)[14] 2제제이다. 트리멜리뮤맙은 단제라도 전이성흑색종에 10% 주효율이 있고 부작용도 경미하다.[15]

 2010 미국임상종양학회 최우수논문(Abstract No.4)에서 좋은병원과 연구기관의 Steven O'Day 박사는 흑색종에 인필리무맙 단독과 gp100 단독 및 인필리무맙과 gp100 병용을 3군으로 나눠 생존율을 비교했다. gp100은 1mg을 3주간마다 4사이클 투여했다. 1년 후 생존은 인필리무맙 단독군이 46%, 인필리무맙과 gp100 병용군은 44%, gp100 단독군은 25%였다.

 암 백신은 효율적으로 세포장해성 T세포를 유도하는 부작용이 극히 적은 치료법이고 항원으로 펩타이트, 단백, DNA 등이 시도되고 있지만 이 분야의 개척자는 자기암백신일 것이다.[16] 전이성흑색종에 디카바진과 펩타이드를 추가한 수지상세포를 비교한 3상실험은 우수성이 증명되지 않고 종료되었다.[17] 암의 면역도피에 관해 제3장에서 기록했지만 제어성 T세포가 관여하는 것으로 판단되고, 시클로포스파미드, 세레콕시브는 제어성 T세포를 억제할 가능성이 시사되고 있다. ASCO 2010(Abstract No. e13032)에서 L 엥겔 외레가르드(L Engell Noerregaard) 박사는 HLA-A2+ 악성흑생종 환자에게는 p53, 잔존한 말단소체복원효소에 수지상세포요법, HLA-A2- 환자에게는 용해질을 사용한 수지상세포요법을 하여 제어성 T세포에 대해서는 시클로포스파미드 100mg을 격주, 세레콕시브 200mg을 매일, IL-2 200만 IU를 백신치료 후 5일간 투여했다. 24례 중 58%가 불변이었고 암 면역도피 조절에 중요성을 나타냈다.

Reference

1) Shen P, Wanek LA, Morton DL : Is adjuvant radiotherapy necessary after positive lymph node dissection in head and neck melanomas ? Ann Surg Oncol 7 (8) : 554-559, 2000.

2) Atkins MB, Kunkel L, Sznol M, Rosenberg SA : High dose recombinant interleukin 2 therapy in patients wilh metastatic melanoma : long-term survival update. Cancer J Sci Am 6 (Suppl-1) : SI1-14, 2000.

3) Wang TS, Lowe L, Smith JW 2nd, Francis IR, Sondak VK, Dworzanian L,

Finkelstein S, Slingluff CL Jr, Johnson TM : Complete spontaneous regression of pulmonary metastatic melanoma. Dermatol Surg 2 (8) : 915- 919, 1998.

4) Wagner JD, Gordon MS, Chuang TY, Coleman JJ 3rd : Current therapy of cutaneous melanoma. Plasl Reconstr Surg 105 (5) : 1774-1799, 2000.

5) Feun L, Marini A, Moffat F, Savaraj N, Hurley J, Mazumder A : Cyclosporine A, alpha-Interferon and interleukin 2 following chemotherapy with BCNU, DTIC, cisplatin, and tamoxifen : a phase II study in advanced melanoma. Cancer Invest 23 (1) : 3-8, 2005.

6) Atallah E, Flaherty L : Treatment of metastatic malignant melanoma. CUIT Treat Options Oncol 6 (3) : 185-193, 2005.

7) Atkins MB : The treatment of metastatic melanoma with chemotherapy and biologies. Curr Opin Oncol 9 (2) : 205-213, 1997.

8) Atkins MB, Kunkel L, Sznol M, Rosenberg SA : High-dose recombinant interleukin -2 therapy in patients with metastatic melanoma : long-term survival update. Cancer J Sci Am 6 (Suppl1) : SI1-14, 2000.

9) Huncharek M, Caubet JF, McGarry R : Single-aeent DTIC versus combination chemotherapy with or without immunotherapy in metastatic melanoma : a meta-analysis of 3273 patients from 20 randomized trials. Melanoma Res 11(1) : 75-81, 2001.

10) Jager E, Chen YT, Drijfhout JW, Karbach J, Ringhoffer M, Jager D, Arand M, Wada H, Noguchi Y, Stockert E, Old LJ, Knuth A : Simultaneous humoral and cellular immune response against cancer-testis antigen NY-ESO-1 : definition of human histocompatibility leukocyte antigen (HLA)-A2-binding peptide epitopes. J Exp Med 19 ; 187 (2) : 265-270, 1998.

11) Jager E, Gnjatic S, Nagata Y, Stockert E, Jager D, Karbach J, Neumann A, Rieckenberg J, Chen YT, Ritter G, Hoffman E, Arand M, Old LJ, Knuth A :

Induction of primary NY-ESO-1 immunity : CD8+ T lymphocyte and antibody responses in peptide-vaccinated patients with NY-ESO-1+ cancers. Proc Natl Acad Sci USA 24 ; 97 (22) : 12198-12203, 2000.

12) Jager E, Jager D, Knuth A : Antigen-specific immunotherapy and cancer vaccines. Int J Cancer 106 (6) : 817-820, 2003.

13) Weber JS, O'DayS, UrbaW, Powderly J, NicholG, Yellin M, Snively J, Hersh E : Phase I/II study of ipilimumab for patients with metastatic melanoma. J Clin Oncol 20 ; 26 (36) : 5950-5956, 2008.

14) Ribas A, Hanson DC, Noe DA, Millham R, Guyot DJ, Bernstein SH, Canniff PC, Sharma A, Gomez-Navarro J : Tremelimumab (CP-675,206), a cytotoxic T lymphocyte associated antigen 4 blocKing monoclonal antibody in clinical development for patients with cancer. Oncologist 12 (7) : 873-883, 2007.

15) Tarhini AA, Kirkwood JM : Tremelimumab(CP-675,206) : a fully human anticytotoxic T lymphocyte-associated antigen 4 monoclonal antibody for treatment of patients with advanced cancers. Expert Opin Biol Ther 8 (10) : 1583-1593, 2008.

16) Snvastava P: Interaction of heat shock proteins with peptides and antigen presenting cells: chaperoning of the innate and adaptive immune responses. Annu Rev Immunol 20 : 395-425, 2002.

17) Schadendorf D, Ugurel S, Schuler-Thumer B, Nestle FO, Enk A, Brocker EB, Grabbe S, Rittgen W, Edler L, Sucker A, Zimpfer-Rechner C, Berger T, Kamarashev J, Burg G, Jonuieit H, Tiittenberg A, Becker JC, Keikavoussi P, Kampgen E, Schuler G : DC study group of the DeCOG : Dacarbazine (DTIC) versus vaccination with autologous peptide-pulsed dendritic cells (DC) in first-line treatment of patients with metastatic melanoma : a randomized phase III trial of the DC study group of the DeCOG. Ann Oncol 17(4) : 563-570, 2006.

12

펩타이드 백신과의 상위(相違)

임상편 제9장에 기술했지만 펩타이드 백신과 우리 병원의 수지상세포 암백신의 중요한 차이를 열거했다. 원질환, 환자상태, 치료효과, 절차는 시설에 의한 차이가 있기 때문에 어디까지나 기준이다.

펩타이드 백신은 배양실이 불필요하고 HLA 구속성이 적합한 경우에는 바로 투여할 수 있는 장점이 있는 한편, 체표면에 있는 수지상세포가 펩타이드에 항원제시를 하는 성질이 있어 유도된 킬러T세포는 수지상세포 암백신과 차이가 많다. 앞으로 양측을 비교하는 실험이 이뤄지기를 기대한다.

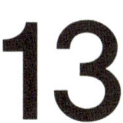

13 이후 전망

다양한 면역세포요법이 고안되어 이미 임상 현장에서 치료하고 있다. 현재 화학요법에 필적하거나 그 이상의 치료효과가 나타나고 있다. 수지상세포치료의 의의는 높은 치료 성적은 물론이고 낮은 부작용, 항암제와 방사선치료에 내성이 생긴 암에 대해서도 발휘되는 항종양 효과, 외래통원으로 치료가 가능하고 높은 삶의 질을 얻을 수 있는 점, 면역기억에 의한 장기간 재발억제 효과로, 앞으로 외과치료 후 재발방지제로서의 위상도 고려돼야 할 것이다. 현재 일본에서 MHC-2클래스에 항원을 제시하는 펩타이드 1상 임상실험이 이뤄지고 있다. 신규 MUC-1펩타이드는 MHC-2클래스를 활성화시키고 나아가 WT-1의 특이적 헬퍼T세포를 활성화하여 암을 공격할 수 있게 하는 WT-1 특이적 세포상해성T세포 유도를 보다 효율적으로 할 수 있게 한다. 또한 효율 높은 백신으로 암을 치료할 수 있도록 한다.

앞으로는 비용 문제도 고려하지 않으면 안 된다. 현재 비용을 논하기는 이르지만 세포배양에 비용이 많이 들기 때문에 설비, 품질관리, 배양기술자 양성 등 어떻게 하면 효율성을 높일지 의료종사자들만이 아닌 많은 사람들의 논의가 필요하다. 어떻게 해야 의료현장에 하루라도 빨리 제공할 수 있을지 논의할 날도 멀지 않을 것으로 확신한다.

맺음말

　일본에서 최근 암환자 수 증가와 치료 후 암 난민의 증가는 암 치료 본연의 자세에 경종을 울리고 있다고 생각한다. 암은 전신병이고 유전자 장애질환이며 또 면역병이기도 하다.
　암의 분자생물학적 특성이 차례차례로 연구와 개발이 진행 중이다. 그중에서도 면역요법이 조명을 받아 급속한 발전을 이루고 있지만 면역요법에 대한 정보를 좀처럼 얻을 수 없다는 얘기를 많이 들었다. 그래서 최신 암면역세포요법에 대한 기초와 임상 양면을 검토한 교과서적인 책을 출간하게 되었다.
　진보가 빠른 면역의 영역이기에 모두에게 도움이 되도록 완성되었는지 다시 한번 책 전체를 살펴보면 부끄럽고 부족한 것이 많다. 자료가 부족하여 저자의 병원에서 치료한 경험을 소개한 부분도 있다. 하지만 복합면역세포요법, 특히 수지상세포 암백신 치료를 소개할 수 있게 돼 저자는 기대 이상으로 행복하다.
　책 출판에 도움을 주신 준텐도의과대학 면역학과 오오무라 켄 교수와 증례를 소개시켜 주신 여러 선생님들, 협력해 주신 환자분 모두에게 감사를 드린다.

2011년 6월
저자

용어설명

CTL, HLA, HSP 70, IMRT,
MHC클래스 I, MHC클래스 II 분자,
Nadir, Th세포

CTL

Cytotoxic T Lymphocyte의 약자로 T세포의 일종. 예전에는 킬러T세포로도 불리었지만, 최근에는 CTL이라고 불리는 일이 많다. 항원을 감지 못해(抗原未感作) 세포상해활성을 가지지 않는 순수(naïve) $CD8^+$ 세포는 T세포수용체(T cell receptor · TCR)가 항원제시세포(APC) MHC-클래스와 함께 제시된 이물(異物)의 항원 펩타이드를 인식하고 동시에 공자극분자(공동촉진분자)로부터 신호가 들어가는 것으로, 항원 펩타이드를 인식하는 특이적인 세포상해활성을 가진 CTL이 되어 공격한다. 바이러스와 기생충에 감염된 세포와 숙주에 있어서 이물이 되는 종양세포를 인식해 활성화된다. 퍼포린, 그랜자임 등을 방출하여 CTL상 Fas ligand(세포사멸수용체)가 표적세포인 Fas를 자극해 표적세포는 세포사멸에 의해 없어진다. CTL 일부는 기억T세포가 되어 숙주 내에 기억돼 이물에 폭로(暴露)된 경우에 대응할 수 있도록 준비한다. 이 같이 표적세포 MHC클래스 I 은 $CD8^+$에 의해 비특이적으로, 표적세포의 MHC클래스 I 상의 항원은 수용체에 따라 특이적으로 동시에 인식한다.

이 같이 수용체와 CD8이 동시에 MHC클래스 I −항원복합체와 강하게 결합하면 $CD8^+$ T 세포는 활성화되어 CTL로 분화한다.

HLA

인간 백혈구형항원(Human Leukocyte Antigen)의 약자로 가장 중요한 조직적합성항원의 하나다. 백혈구의 혈액형이라고 불린다. 백혈구 이외에도 HLA가 존재하기 때문에 현재로서는 인간 백혈구형항원 명칭으로 불리지 않고 HLA로 줄여서 부른다. Human HLA 항원은, 제6염색체단완(短腕)상에 존재하는 주요 조직적합 유전자 복합체(MHC)의 산물이다.

HSP 70

단백질 폴딩에 관여해 열에 대한 내성을 형성시키는 열쇼크단백질(Heat Shock Protein; HSP)의 일종으로 분자량 70kDa 단백질이다. HSP 70 family는 세포에 항상 발현하고 있는 HSP70, HSP73 외에 온열 등 스트레스로 유도되는 HSP70, HSP72 등이 알려져 있다. HSP70은 C 끝쪽에 항원 펩타이드와 결합 가능한 도메인을 가져 펩타이드와 혼합 HSP70 결합체가 형성된다. 이 HSP70 펩타이드 결합체는 수지상세포에 발현하는 HSP 수용체를 통해 세포 내에 받아들여진다. 수지상세포 내에 수용체를 통해 받아들여진 수용체는 리소좀으로 분해되어 MHC 클래스2에 제시되지만 HSP70 경우에는 크로스 프레젠테이션 기구에 의해 MHC 클래스1 분자에도 항원을 제시받는 것을 알 수 있다. 또, 수지상세포를 활성화하는 보조제로서도 작용하므로 암 백신과 온열요법과의 병용은 효과가 높아지는 것을 기대해 본다.

IMRT

세기변조방사선치료(Intensity Modulated Radiation Therapy)의 약자. 정상조직에는 영향을 최소화하고 종양 부분만 방사선을 집중 쏠 수 있는 새로운 치료기술로 종래에 불가능했던 치료도 가능해졌다. 종양제거율 향상과 합병증 경감도 기대되고 있다. 컴퓨터에 의한 치료계획(inverse plan)으로 수천 가지 빔 패턴으로부터 가장 좋은 조사법을 산출하여 치료할 수 있다. 지금까지는 전립선암을 조사할 때 직장과 방광 등에 강한 방사선을 쐬어 직장에서 출혈이 일어나기 쉬웠다. IMRT는 방사선 강약을 조절해 암조직에만 강한 방사선이 닿도록 각 방향으로부터 방사선량을 불균등하게 조절할 수 있다.

MHC클래스(class) I

주조직적합성 유전자 복합체(major histocompatibility complex: MHC)는 대부분의 척추동물이 가진 유전자 영역이다. 인간의 MHC는 인간 백혈구형항원(HLA)으로 세포가 자기인지 비자기인지 구별하기 위해 중요한 역할을 하고 있다. MHC는 클래스 I (HLA- A,B,C)과 클래스 II (HLA-DP,DQ,DR)로 2군 6종류로 크게 구별된다. MHC 분자는 세포 표면에 존재하는 세포막관통형당단백분자(細胞膜貫通型糖蛋白質分子)이고 세포 내 펩타이드를 세포표면에 제시하는 기능을 갖고 있다. 일반 세균이나 바이러스 배제, 암세포 거절(拒絶), 장기이식 때

거절반응 등에 관여해 면역에 있어서 대단히 중요한 기능을 한다. 개인마다 HLA가 다르고, 이 다형성(多形性) 때문에 T세포가 자기와 다른 사람을 구별하는 표시도 되고 자기와 다른 MHC 분자를 배제한다. MHC클래스Ⅰ 분자는 세포 내 내인성(內因性) 항원을 결합하고 MHC클래스Ⅱ 분자는 엔도시토시스에서 세포 내 받아들여 외래성(外來性) 항원을 결합해 제시한다. 따라서 바이러스 같이 감염된 세포 내에서 증식하는 병원체에 대해, 혹은 세포 내에서 생성되는 암 항원에 대해서 MHC클래스Ⅰ을 통한 항원제시로부터 면역반응을 일으킨다. 또 세균 등 세포 외에서 증식하는 병원체와 독소에 대해, 혹은 결핵균 같이 마크로파지 등의 항원제시세포에 감염된 병원체에 대해서는 MHC클래스Ⅱ를 통한 항원제시로 면역반응을 일으킨다. 두 개의 경로는 절대적인 것이 아니고 외래항원도 MHC클래스Ⅰ에 의해 항원제시 경로에 들어갈 수 있다[크로스 프레젠테이션(cross-presentation) 또는 크로스 프라이밍(cross-priming)].

MHC클래스Ⅰ 분자는 대부분 모든 유핵세포와 혈소판 세포 표면에 존재하는 당단백이고, 내인성 항원을 항원제시하는 기능을 가진다. MHC클래스Ⅰ 분자는 고전적 클래스Ⅰ 분자(class Ⅰa)와 비고전적 클래스Ⅰ 분자(class Ⅰb)로 나눠진다. 고전적 클래스Ⅰ 분자는 HLA-A, HLA-B, HLA-C 3종류가, 비고전적 클래스Ⅰ 분자는 HLA-E, HLA-F, HLA-G가 있다.

다양한 악성종양에서 16~50% 정도 MHC클래스Ⅰ 분자의 발현 저하와 결실(缺失)이 보여진다. 또 원발소보다 전이소에서 발현 저하·결실의 빈도가 높고, MHC클래스Ⅰ 분자는 NK세포의 세포상해활성을 억제하는 기능을 가진다. NK세포는 세포 표면에 억제성수용체인 KIR(Killer Inhibitory Receptors)를 가지고 있고, 이 KIR이 고전적 MH클래스Ⅰ 분자, 혹은 비고전적 MHC클래스Ⅰ 분자 중 HLA-G을 인식하면 NK세포는 그 세포를 공격하고 사라진다.

결국 MHC클래스Ⅰ 분자는 자기와 다른 사람을 구별하는 표지이며, 자기의 CD8 양성 T세포에 항원을 제시하는 병원체와 암 등을 배제하면서 NK세포 공격으로부터 자기를 지키는 기능을 하고 있다.

MHC클래스(class) II 분자

α쇄와 β쇄로 이루어져 각각 두 개의 세포 외 영역 및 막관통 영역, 세포 내 영역으로 이루어진다. MHC클래스 II 분자는, 마크로파지와 수지상세포, 활성화 T세포, B세포 등의 항원제시세포를 포함해 한정된 세포에서만 발현한다. 엔도사토시스로부터 항원제시세포로 받아들인 외래 항원은 항원제시세포 내 엔도솜(endosome)에서 단백질효소에 의해 소화되어 펩타이드로 분해된다. MHC클래스 II 분자에 결합하는 펩타이드는 classI 분자에 결합하는 펩타이드보다 길고, 15~24 아미노산 정도다. 펩타이드 단편(斷片)은 그 뒤 CPL(compartment for peptide loading)로 불리는 소포(小胞)로 이동한다. 소포체(ER)로 합성된 MHC클래스 II α쇄와 β쇄는 골지체를 통해 CPL 내로 이동해 CPL 내에서 펩타이드와 MHC클래스 II 복합체가 생성된다. 그리고 세포 표면에 발현해, $CD4^+$ T세포에 항원을 제시하여 활성화시킨다. 활성화된 $CD4^+$ 세포는 세포상해성 T세포와 B세포, 그밖의 면역세포를 활성화해 이물질을 공격한다.

Nadir

직역하면 최악상태라는 의미이지만, 의학용어로는 화학요법 치료 시 백혈구 수가 가장 저하하는 것을 나타낸다. 항암제의 종류에 의해 nadir의 시기가 달라진다.

Th세포

헬퍼(Helper) T세포의 총칭. 세포 표면에 CD4 분자를 발현($CD4^+$ T세포)한다. 면역 응답의 조절을 하여 획득면역을 제어한다. 마크로파지, 수지상세포, B세포 등의 항원제시세포가 제시하는 항원을 인식해 활성화한다. 분비하는 사이토카인의 종류와 기능에 따라 Th1 세포, Th2세포로 분류된다.

Th 1 세포: IL-2 와 IFN-γ를 생성하는 것으로, CTL 기능을 보조한다.
Th 2 세포: B세포의 항체 생성을 보조한다.

암, 이젠 치료할 수 있다

초판 1쇄 발행 2013년 11월 25일
지은이 아베 히로유키
옮긴이 심영기
기　획 양동근
발행인 허경회
디자인 한웅이앤피
펴낸곳 큰곰
주　소 서울시 중구 필동 2가 15-7 동인빌딩 5층
전　화 070-8818-0750   **팩　스** 02-732-8150
구입문의 010-9126-9150
등　록 2009년 6월 10일 제321-2011-011호

ⓒ 아베 히로유키 2013

ISBN   978-89-97495-07-8(03510)

*이 책은 저작권법에 의해 보호를 받으므로 무단전재와 무단복제를 금합니다.
*잘못된 책은 구입하신 곳에서 바꾸어 드립니다.
*이 도서의 국립중앙도서관 출판시도서목록(CIP)은 서지정보유통지원시스템 홈페이지(http://seoji.nl.go.kr)와 국가자료공동목록시스템(http://www.nl.go.kr/kolisnet)에서 이용하실 수 있습니다.(CIP제어번호: CIP2013024559)